D1670286

Die Autoren:

Dr. med. Werner Bartens, geboren 1966, hat Medizin, Geschichte und Germanistik studiert. Der Wissenschaftsredakteur der *Süddeutschen Zeitung* wurde mehrfach mit Preisen für Wissenschaftsjournalismus ausgezeichnet. Er hat früher als Arzt und in der Forschung gearbeitet und ist u.a. Autor von populären wissenschaftlichen Sachbüchern wie dem *Lexikon der Medizin-Irrtümer*. Sein *Ärztehasserbuch* war im Jahr 2007 ein fulminanter Bestseller.
Info: www.werner-bartens.de

Sebastian Herrmann, geboren 1974, hat Politik, Geschichte und Markt- und Werbepsychologie studiert. Er ist Redakteur der Wissenschaftsredaktion der *Süddeutschen Zeitung* und Autor mehrerer Bücher. Sebastian Herrmann lebt in München.

Der Illustrator:

Dietmar Grosse, geboren 1948, arbeitet nach Umwegen über Seefahrt, Werbung und Luftfahrt seit 1980 als freischaffender Cartoonist. Er veröffentlichte bisher dreizehn Cartoon-Bücher, und seine Cartoons erscheinen in verschiedenen Fachzeitschriften sowie in *Wirtschaftswoche*, *Süddeutsche Zeitung* und *Die Zeit*.

Werner Bartens • Sebastian Herrmann

HERRLICH EKLIG!

*Alles über die verkannten Wundersäfte
unseres Körpers*

Mit Illustrationen von
Dietmar Grosse

Knaur Taschenbuch Verlag

Besuchen Sie uns im Internet:
www.knaur.de

Originalausgabe August 2009
Knaur Taschenbuch.
Copyright © 2009 by Knaur Taschenbuch
Ein Unternehmen der Droemerschen Verlagsanstalt
Th. Knaur Nachf. GmbH & Co. KG, München.
Alle Rechte vorbehalten. Das Werk darf – auch teilweise –
nur mit Genehmigung des Verlags wiedergegeben werden.
Umschlaggestaltung: ZERO Werbeagentur, München
Umschlagabbildung: FinePic®, München / H. Henkensiefken
Satz: Adobe InDesign im Verlag
Druck und Bindung: CPI – Clausen & Bosse, Leck
Printed in Germany
ISBN 978-3-426-78192-0

2   4   5   3   1

Inhalt

Vorwort

Ekel kann sich gegen fast alles richten – gegen Nahrung, verwesende Stoffe, Gerüche oder Exkremente. Eine besonders starke Abneigung und großen Widerwillen empfinden viele Menschen jedoch gegenüber Körperausscheidungen, Ausdünstungen und anderen Bestandteilen von ihresgleichen. Die Fähigkeit, Ekel zu empfinden, gilt zwar als angeboren. Doch weswegen Menschen würgen, Brechreiz und Übelkeit spüren, die Nase rümpfen, die Oberlippe hochziehen oder die Zunge aus dem Mund strecken, wird erlernt. Kleinkinder haben beispielsweise noch keine Scheu vor ihrem eigenen Kot und stecken sich unbekümmert vollgesabberte Stofftiere oder streng riechende Lätzchen in den Mund. Erst im Alter von etwa drei Jahren erlernen Kinder die starke Emotion des Ekels. Dabei gilt das Prinzip: »Ekle dich vor den Dingen, die in der Gesellschaft, in der du lebst, als ekelhaft gelten!«

Dieses Prinzip haben sich die Menschen zu Herzen genommen. Hygiene- und Sauberkeitswahn nehmen immer weiter zu – offenbar ist der Ekel vor allem Körperlichen so stark verinnerlicht, dass der Ekel vor uns selbst stetig wächst: Blut, Schweiß, Speichel sowie andere Flüssigkeiten und Ausscheidungen des menschlichen Körpers gelten vielen Menschen als extrem abstoßend. Manche fallen sogar in Ohnmacht, wenn sie Blut sehen. Sie müssen würgen, wenn sie von einem Teller essen sollen, den ein anderer benutzt hat. Sie erschauern, wenn jemandem ein Popel aus der Nase hängt oder wenn ein Fremder niest und sie ein paar Speicheltropfen abbekommen. Heftiger Ekel kann spontan Übelkeit auslösen, die sich bis zum Erbrechen steigert.

So sind Medizinstudenten überrascht, wenn sie im Rahmen ihrer Ausbildung im Anatomiekurs zum ersten Mal einen Körper von innen betrachten und untersuchen sollen – der sieht nämlich gar nicht eklig aus, sondern die Organe, Blutgefäße, Nervenbahnen, Knochen und Muskeln sind glatt, sauber und von einer eigenen Ästhetik.

Eigentlich besteht kein Grund, sich vor den Flüssigkeiten und Ausscheidungen des Körpers zu ekeln. Warum auch? Die Sekrete, Säfte und Substanzen sind kleine Meisterwerke der Natur. Blut, Schweiß, Tränen und alle anderen flüssigen und festen Absonderungen des Körpers leisten Großartiges: Sie transportieren Sauerstoff, verteidigen den Körper gegen Keime und andere Eindringlinge, sie kühlen, verdauen, entsorgen Müll, zeigen Gefühle – und sie locken Sexualpartner an.

Dieses Buch würdigt endlich die Höchstleistungen der vermeintlich ekligen Körperflüssigkeiten und Substanzen. In den Kapiteln findet sich Wissenswertes über Schweiß, Tränen, Ohrenschmalz, Eiter und Co. – über ihre Zusammensetzung, Produktion und Funktion. Neuigkeiten aus der Ekel-Forschung, Kurioses und Historisches – das aus der Sicht der Heutigen oft geradezu absurd erscheint – kommen ebenfalls nicht zu kurz. Dabei entsteht eine ungewöhnliche Leistungsschau des Körpers und seiner vielfältigen Fähigkeiten.

Sitten, Rituale und Gebräuche aus vergangenen Jahrhunderten zeigen, auch in Europa ist es noch nicht lange her, dass mit körperlichen Produkten anders umgegangen wurde. Am Hof von Versailles gab es beispielsweise kaum Aborte, so dass die Hofdamen und Herren sich im Schlosspark erleichterten oder in dunklen Ecken und Kaminen der Hofanlage ihre intimsten Geschäfte erledigten. Nach allem, was man heute weiß, muss es in dem vornehmen Herrscherhaus furchtbar gestunken haben.

Das Verständnis von Gesundheit und Krankheit beruhte sogar mehr als 2000 Jahre lang auf der Kenntnis verschiedener Körperflüssigkeiten. In den Hippokrates zugeordneten

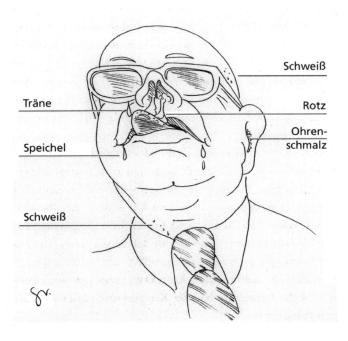

11

Schriften finden sich beginnend im 4. Jahrhundert vor Christus bereits Hinweise auf die sogenannte Viersäftelehre. War das Gleichgewicht von Blut, Schleim, gelber Galle und schwarzer Galle gestört, wurden die Menschen gemäß dieser auch als Humoralpathologie bezeichneten Lehre krank.

Die Säfte (lateinisch: humores) erfüllten demnach verschiedene Funktionen. Das Blut versorgte nicht nur den ganzen Körper, im Übermaß machte es ihn auch heiß und feucht. Die gelbe Galle diente nicht nur als Verdauungssaft, sondern ließ den Körper heiß und trocken werden, wenn zu viel davon vorhanden war. Schleim – dazu wurden alle farblosen Sekrete gezählt – wurde als Kühl- und Schmiermittel gesehen, das den Körper kalt und feucht machte. Die schwarze Galle schließlich konnte Blut, Urin, Stuhl oder Haut verdunkeln und verursachte ein kühles und trockenes Gefühl.

Den vier Säften entsprachen nach der antiken Lehre nicht nur Körpereigenschaften und -konstitutionen, sondern auch Temperamente und Naturelemente. Blut (lateinisch: sanguis) war heiß und bewegt wie Luft – der Sanguiniker entsprechend lebhaft und impulsiv. Gelbe Galle (griechisch: chole) galt als heiß und trocken wie Feuer – der Choleriker als unbeherrscht und bitter. Schleim (griechisch: phlegma) entsprach dem Wasser – der Phlegmatiker galt als blass, zäh und träge. Schwarze Galle (griechisch: melaina chole), die als kühl und trocken galt, ähnelte der Erde – und der Melancholiker war von schwermütigem und misstrauischem Charakter.

Den Säften wurden auch die vier Jahreszeiten und vier Farben zugeordnet. Die vielfältigen Gegensatzpaare und Analogien machten die Viersäftelehre attraktiv, um sowohl das

Wesen und Befinden des Einzelnen als auch das Weltganze in einem strukturierten System zu ordnen. Im Krankheitsfall galt es nur, das Ungleichgewicht zu behandeln, und so bestanden über Jahrhunderte hinweg die wesentlichen Therapiemethoden der Medizin in Schröpfkuren und Aderlässen. Zudem sollten die Körpersäfte durch gesunden Lebenswandel und ausgewogene Ernährung (Diätetik) wieder ins Gleichgewicht gebracht werden. Erst mit dem beginnenden Siegeszug der wissenschaftlichen Medizin im 19. Jahrhundert verlor die Viersäftelehre an Bedeutung, auch wenn sie in manchen alternativen Heilverfahren noch aufscheint. Gleichzeitig mit dem Verdrängen dieser Lehre vergrößerte sich die Distanz des Menschen gegenüber seinen ureigensten Körperäußerungen – und damit oft auch das Ekelgefühl im Betrachter.

Ekel empfinden Menschen besonders dann, wenn Flüssigkeiten oder Substanzen des Körpers sich dort befinden, wo sie nicht hingehören. Frisches Blut ist im Blutkreislauf überlebenswichtig – blutverschmierte Hände, Blut in der Unterhose oder im Taschentuch werden hingegen als eklig empfunden. Ähnliches gilt für Schleim, Sekrete und andere Körpersäfte. Auch wenn die Spuren alt sind, mindert das nicht die Ekelgefühle gegenüber getrocknetem Blut, ausgehärteten Popeln oder dem Rotz am Ärmel.

Oft wird Ekel auch gegenüber bestimmten regionalen Nahrungsmitteln empfunden – nicht jeder Fremde schätzt tausendjährige Eier aus China, vergammelten Hai in Island, der auf der Insel äußerst populär ist, Haggis in Schottland oder jenes afrikanische Bier, zu dessen Herstellung Frauen zerkaute Hirse in einen Bottich spucken, um den Gärungsprozess zu stimulieren. Der Ekel vor manchen Gerichten hat also auch mit dem Ekel vor dem Körper zu tun – vor rohem Fleisch, blutigen Ausflüssen, vor Saft, Speichel, Schnodder und Sekreten. Deshalb verraten Ekelgefühle immer auch etwas darüber, wovor eine Gesellschaft sich fürchtet, was ihr suspekt und fremd erscheint und wogegen sie sich abgrenzen will.

Ob Ekelgefühle unterdrückt oder gezeigt werden und wie darüber hinaus mit ihnen umgegangen wird – ob darüber gesprochen oder geschwiegen wird –, ist in jeder Kultur, in jedem Land, sogar bei jedem Menschen unterschiedlich. Die Grundemotionen, die sich in unserer Mimik ausdrücken, sind jedoch weltweit gleich. Es gibt eine Art globalen Code der Empfindungen – Ekel zeigt sich überall durch einen ähnlichen Gesichtsausdruck.

Der amerikanische Psychologe Paul Ekman hat in den 1970er Jahren sechs verschiedene Basisemotionen beschrieben: Freude, Trauer, Wut, Angst, Erstaunen und Ekel. Werden Bilder von Menschen mit diesen Grundgefühlen gezeigt, erkennen Betrachter überall auf dem Globus, wie sich die Gezeigten fühlen. Diese universelle Gefühlssprache ist womöglich auch der Grund dafür, dass Comics weltweit so viel Anklang finden – über alle kulturellen Grenzen hinweg. In ihnen wird die Gefühlssprache ebenso vereinfacht wie übertrieben, so dass die eigentliche Botschaft keiner Übersetzung bedarf. Wenn sich ein Mensch vor etwas ekelt, werden die Mimik und die Gestik überall auf der Welt verstanden – auch wenn der Anlass für den Ekel ein hochkomplexes, womöglich lebenswichtiges, in jedem Fall aber erstaunliches Wunderwerk des menschlichen Körpers ist.

EKEL – eine erlernte Emotion

Europäer essen in der Regel keine Insekten – höchstens in allergrößter Not oder wenn sie als Überlebenskünstler damit Aufmerksamkeit erheischen wollen, wie der ehemalige Konditormeister Rüdiger Nehberg aus Hamburg, der statt Torten und Kuchen gern Maden, Spinnen und Schaben verzehrt.

Europäer essen nicht deshalb keine Insekten, weil sie schmutzig und ekelerregend sind. Vielmehr gelten die Krabbeltiere in unseren Breiten gerade deshalb als schmutzig und ekelerregend, weil wir sie nicht essen. Das war nicht immer so, lange Zeit wurden auch bei uns Insekten wegen ihres Geschmacks und unbewusst wohl auch als wertvolle Proteinquelle geschätzt. Der griechische Philosoph Aristoteles war mit dem Verzehr von Zikaden bestens vertraut. Der Denker der klassischen Antike stellte fest, dass die Tiere am besten im Nymphenstadium vor ihrer letzten Häutung schmeckten. Unter den ausgewachsenen Tieren seien jedoch »zuerst die Männchen schmackhafter, hingegen nach der Paarung die Weibchen, die dann voll weißer Eier sind«.

Der antike griechische Dichter Aristophanes pries Grashüpfer als »vierflügeliges Geflügel«. Plinius der Ältere berichtet hingegen in seiner Naturgeschichte, dass die Römer gerne eine Cossus genannte Made aßen. Diese Tiere fand man unter der Rinde von Bäumen, und sie ergaben – wie Plinius einst schrieb – »köstliche Gerichte«. Hier zeigt sich ein unbefangener Umgang mit Tieren, die heute zumindest in Europa als Speise unvorstellbar geworden sind und bei den meisten Menschen extremen Ekel auslösen würden.

Ekel kann zu einem so starken körperlichen Gefühl werden, dass er den Wunsch auslöst, schnellstmöglich auf Distanz zum Ekelobjekt zu gehen oder es ganz zu beseitigen. Ekel gilt daher als primäre Emotion. Ekel empfinden zu können ist zwar angeboren, beziehungsweise es tritt entwicklungspsychologisch sehr früh auf, doch wovor wir Ekel empfinden, ist erlernt und unterliegt vielfältigen kulturellen Prägungen.

Manches löst kulturübergreifend Ekel aus: Diese universellen Ekelstimuli haben in der Regel mit den Schamzonen des Körpers und deren Ausscheidungen zu tun. Es ist das Schleimige, das Verwesende und Exkrementierte, das uns mit Ekel erfüllt. Wir ekeln uns ausschließlich vor organischen Substanzen. Kommen synthetische Schmierfette aus der Industrie mit der Haut in Kontakt, haben wir damit keine Probleme, ganz anders als bei tierischen Fetten oder gar menschlichem Talg.

Als vor Jahren der künstlich grüne Glibber »Slime« auf den Markt kam, bereitete dieses Produkt in seinem grünen Plastikgefäß Kindern (und manchen Erwachsenen) großes Vergnügen. Die glitschig klebrige Konsistenz war so, wie viele als eklig empfundene Körperprodukte beschaffen sind – angefühlt hat sich »Slime« wie eine Mischung aus Popeln, Rotz und Bauchfett, und es sah dazu noch aus wie ein durchsichtiger Wackelpudding mit reichlich Speichelschlieren. Der unverkennbar künstliche Charakter des industriell gefertigten Produkts ließ jedoch keine wahren Ekelgefühle aufkommen, sondern allenfalls einen Anflug der Erinnerung an richtigen Ekel. Jeder konnte sicher sein, dass der Glibber nicht einem organischen Körper entstammte.

Nicht nur der Erfolg von »Slime« zeigt, dass Menschen offenbar das Bedürfnis haben, Ekel zu empfinden oder wenigstens an der Ekelschwelle zu kratzen. Zumindest im geschützten Rahmen, wenn sie wissen, dass sie dem Ekel schnell wieder aus dem Weg gehen können. »Slime« ist ein Industrieprodukt. Den Ekelproduktionen von Theater, Film, Literatur und Fernsehen kann man hingegen auf Knopfdruck aus dem Weg gehen oder sie meiden. Die Lichtspiele oder das Theater kann man, wenn der Ekel zu groß wird – unter Absingen von Protestliedern oder demonstrativem Türschlagen –, vorzeitig verlassen. »Den fünf Genres Horror, Porno, Melodram, Spannung und Komik entsprechen fünf Körperausscheidungen: Erbrochenes, Sperma, Tränen, Schweiß und Urin«, sagte der 2006 gestorbene Schriftsteller und Zeichner Robert Gernhardt in einem Interview im *Spiegel* kurz vor seinem Tod. »Jedes Genre will eine dieser Ausscheidungen herbeiführen: Das Melodram will Tränen, der Porno Sperma, der Horror das Erbrechen, die Spannung den Schweißausbruch. Die Komik will zweierlei: Entweder soll sich der Mensch vor Lachen bepissen oder Tränen lachen.«

Laut Sigmund Freud, dem Begründer der Psychoanalyse, ist es der aufrechte Gang, durch den sich Menschen von den Tieren distanzieren. Das klingt banal, hat aber auch eine Konsequenz, die mit der Wahrnehmung von Scham und

Ekel zu tun hat. Der Blick des Menschen hat sich mit dem aufrechten Gang von den niederen Regionen des Körpers nach oben gehoben. Der Geruchssinn und die Anal- und Oralerotik, das Beschnüffeln und das Belecken der Genitalien und des Afters sowie der Exkremente der Artgenossen, wie es bei vielen Tieren üblich ist, wurden bei Zweibeinern zugunsten des Gesichtssinns entwertet und verekelt. Nach Freud ist Ekel demnach auch die Verekelung von Libido, also von triebhafter Lust – in diesem Fall einer tierischen Libido zu After, Genital und Exkrementen.

Eigene Körpersäfte ekeln uns nicht, solange die Sekrete dort sind, wo sie von Natur aus hingehören. Speichel gehört in den Mund, Nasensekret in die Nase. Sobald die Substanzen aber Nase, Mund und Rachen verlassen, ekeln wir uns davor – auch wenn sie aus unserem Körper stammen. Je länger sich dieser Schleim außerhalb des Körpers befindet, je älter er ist, desto stärker wächst unsere Abscheu dagegen. Substanzen, die den Körper verlassen, gelten von diesem Moment an als eklig. Von einer Sekunde auf die andere gehören sie nicht mehr zum »Ich«. Sie gehen ins Reich des anderen, des Fremden über. »Der Mensch besteht aus Knochen, Fleisch, Blut, Speichel, Zellen und Eitelkeit«, schrieb Tucholsky. Diese Einheit von Bestandteilen des Körpers und Wesenszügen ist dann aufgelöst.

Ekel ist auch eine Altersfrage. Würde uns jemand auffordern, in ein Glas zu spucken und den eigenen Sabber wieder auszutrinken, gelänge uns dies wohl kaum, ohne heftig zu würgen. Kleinkinder haben mit dieser Übung hingegen noch keine Probleme. Ihnen macht es Spaß, zum Beispiel Saft im Mund mit ihrer Spucke zu vermengen, das Gemisch wie beim Ausspülen nach dem Zähneputzen im Mund zu bewegen und wieder ins Glas tropfen zu lassen. Selbst wenn sie diese Prozedur mehrmals wiederholen, macht es ihnen nichts aus, das lauwarme, schaumige Gesöff irgendwann tatsächlich auszutrinken. Spätestens im Grundschulalter ist dieses natürliche Verhältnis zu den Erzeugnissen des eigenen Körpers jedoch verlorengegangen.

Je fremder uns ein Mensch ist, desto mehr ekeln wir uns vor dessen Ausscheidungen und Ausscheidungsorganen. Im Umkehrschluss bedeutet dies, dass es eine Voraussetzung von Liebe und Intimität ist, Ekelbarrieren zu überwinden. Wer sich näherkommt, wird irgendwann auch die körperliche Distanz verringern und das Badezimmer benutzen, wenn der Partner auf der Toilette sitzt. Ohne die Scheu und den Ekel vor den Körpersäften des anderen zu verlieren, ist eine erfüllte Sexualität unmöglich. Diese Akzeptanz des anderen zeigt sich auch in der Redewendung, dass man jemanden »nicht riechen kann«.

Um eine Partnerschaft einzugehen, muss man sich riechen können. Erstaunlicherweise können diejenigen Menschen den Schweiß und die Ausdünstungen des anderen besonders gut riechen, die sich – zumindest immunologisch – besonders fremd sind. Wer ein vom Partner stark verschiedenes Abwehrsystem hat, riecht sich besonders gerne. Aus evolutionärer Sicht ist das sinnvoll, denn wenn zwei Menschen mit unterschiedlich ausgeprägtem Immunsystem Nachwuchs bekommen, ist dieser besser gegen Viren, Bakterien und andere Eindringlinge geschützt als der Nachwuchs von Menschen, deren Immunsysteme sich zu ähnlich sind.

Ekel ist jedoch nicht nur eine erlernte Emotion, die es hier mit Hilfe naturwissenschaftlicher oder kulturgeschichtlicher Aufklärung zu überwinden gilt. Ekel hat auch einen Nutzen. Indem Menschen plötzlich und ohne nachzudenken auf Distanz gehen, schützen sie ihren Körper instinktiv vor potenziell infektiösen oder giftigen Substanzen. Augen, Nasenflügel und der Mund verengen sich reflektorisch und bieten bedrohlichen Eindringlingen so wenig Angriffsfläche wie möglich. Der Würgereflex und ein begleitender Brechreiz befördern mögliche giftige Stoffe wieder aus dem Körper, bevor sie Schaden anrichten können. Ekel kann auch lebensrettend sein.

BLUT – der wundersame Saft

Vergossenes Blut und Ekelgefühle gehören zusammen. Denn Blut wird nur dann als eklig empfunden, wenn es statt unter der Haut als Zeichen einer Verletzung sichtbar ist oder in Unterhosen, auf dem Ärmel, in einer Binde oder auf einem Verband Flecken hinterlässt. So ersetzt in der Werbung – und zwar bei allen Herstellern gleichermaßen – eine hellblaue, klare Flüssigkeit das dunkelrote Menstruationsblut, wenn es gilt, das Fassungsvermögen von Binden oder Tampons sichtbar zu machen.

Wird es in geordnete Bahnen kanalisiert, gilt Blut außerhalb des Körpers nicht mehr als unangenehm. Der Blutstropfen, den sich der Diabetiker nach einem Stich mit der Lanzette aus der Fingerkuppe presst und mit einem Teststreifen auffängt, wird nicht als eklig empfunden. Ähnliches gilt für das Blut, das aus der Vene in die Spritze abgenommen wird, in Dialyseschläuchen zirkuliert oder sich in anderen medizinischen Gefäßen befindet. Dann wirkt es sauber, geradezu steril – der Plastikbehälter schützt ja vor direktem Kontakt.

Blut ist lebenswichtig, unersetzbar. Es ist »ein ganz besonderer Saft«, wie Goethe die dunkelrote Körperflüssigkeit nannte. Das gilt im Guten wie im Bösen. Blut transportiert Nährstoffe und Sauerstoff, muss zu jedem Organ und zur letzten Zelle des Körpers gelangen, sonst stirbt das Gewebe ab. Genauso ist Blut aber auch Überträger von Infektionen und anderen Krankheiten, Blut ist potenziell gefährlich, infektiös, kontaminiert. Zudem ist Blut wohl die einzige Körperflüssigkeit, deren Bestandteile so beeinträchtigt sein können, dass der Mensch krank wird: Sind die roten Blutkörperchen defekt, kommt es zu Anämien; Störungen der weißen Blutkörperchen und anderer Blutbestandteile führen zu Leukämien.

Blut muss immer unter Druck stehen, vom Herzen im richtigen Maße durch den Körper gepumpt werden. Ist der Druck zu hoch, droht Gefahr für Herz, Hirn und Nieren. Ist er zu niedrig, werden Füße und Hände kalt, der Mensch ist einer Ohnmacht nah.

Blut ist dicker als Wasser, heißt es im Sprichwort, was auf die besondere Stärke verwandtschaftlicher Beziehungen hinweisen soll, die – soweit genetisch nicht vorhanden – sogar mittels Blutsbrüderschaft eingegangen werden können. Blut ist jedoch nicht nur die verbindende Flüssigkeit zwischen zwei Menschen, einer Familie oder Sippe, sondern auch eine von Nationen symbolisch überhöhte Körperflüssigkeit. Seit Jahrhunderten streiten Völker um die angebliche Reinheit ihres Blutes, kämpfen gegen »fremdes« Blut, beklagen Blutopfer oder gar Blutzoll und sind empört, wenn ihr »eigenes« Blut vergossen wird. Obwohl sich zum Zweck der Fortpflanzung Samen- und Eizelle und ein paar andere Körpersäfte vermischen, wird nur vom Blut gesprochen, das die Menschen familiär oder ethnisch miteinander gemein haben. So rühmen die Eltern, dass ihre Nachkommen ihr eigen »Fleisch und Blut« seien.

Dabei übernimmt in jüngster Zeit ein kleinteiligerer Bedeutungsträger die Rolle, die zuvor dem Blut zukam. »Ich habe wohl irgendein Gen, das auf Selbstzerstörung programmiert ist. In regelmäßigen Abständen gewinnt dieses Gen die Übermacht«, antwortete der Rocksänger Joe Cocker 1997 im *Spiegel* auf die Frage, ob er Ärger magisch anziehe. Jahrzehnte vorher hätte er wohl gesagt, dieser Hang zur Autoaggression läge ihm im Blut. Bei Stéphanie von Monaco diagnostizierte die *Bunte* 1996 ein »Unglücksgen« und bei Steffi Graf ein »Glücksgen«. Auch die *Frankfurter Allgemeine Zeitung* wurde vom Glauben an die Allmacht der Gene angesteckt. Als TV-Oberinspektor Stephan Derrick 1997 seinen Ruhestand ankündigte und sein langjähriger Assistent Fritz Wepper alias Harry Klein Ansprüche auf die Nachfolge anstellte, riet Derrick-Darsteller Horst Tappert davon ab. Prompt schrieb die *FAZ*: »Wir können beruhigt sein, zu fest ist das Assistentengen in Kleins Psyche eingebrannt, als dass er sich einer Weisung seines Chefs widersetzen könnte.« Wepper hatte das Zeug zum Chef wohl einfach nicht im Blut.

In Zeiten, da kaum eine Woche vergeht, in der nicht über die Entdeckung eines Gens wofür auch immer berichtet wird, erklären die Medien das Verhalten und den Charakter von Menschen immer häufiger mit ihren Erbmolekülen. Die Gene haben dabei im Volksmund mittlerweile das Blut als Überträger bestimmter Eigenheiten abgelöst – auch wenn im Blut fast alle Gene zu finden sind.

Dem ehemaligen US-Präsidenten George Bush senior wurde ein fehlendes »Empathiegen« nachgesagt. Von Bill Clinton wussten die Amerikaner seit seinen Affären, dass er

ein »Untreuegen« besaß. Ob in Anekdoten, der Sensations-
presse oder in der Wissenschaft: Die Behauptung, Verhalten
und Charaktereigenschaften seien angeboren, erfreut sich
großer Popularität. Über die Details klärt uns neuerdings
die Molekularbiologie auf – die Wissenschaft von den Genen – und nicht die Hämatologie, wie die Lehre vom Blut
und seinen Erkrankungen in der Fachsprache heißt.
Erklärungsversuche und Legenden, die unterstreichen,
dass bestimmte Eigenschaften angeboren sind, gab es schon
immer. Neu ist allerdings, dass nicht mehr das Blut allge-
mein dazu herhalten muss, um die eigene Familie, Sippe,
Stammeszugehörigkeit zu loben – oder religiöse, weltan-
schauliche oder ethnische Gruppen zu diskriminieren.
Denn, das weiß ja schon der Volksmund: »Blöd bleibt blöd.
Da helfen keine Pillen.« Man hat es im Blut oder eben
nicht.

Steckbrief

- In den Blutgefäßen eines Erwachsenen fließen im Durchschnitt zwischen fünf und sechs Litern Blut. Bei großen,
  schweren Menschen ist es mehr. Als Faustformel gilt, dass
  im Körper etwa 70 bis 80 Milliliter Blut pro Kilogramm
  Körpergewicht zirkulieren, dies würde bei einem 100 Kilogramm schweren Mann sieben bis acht Litern entsprechen. Dass Männer zumeist über etwa einen Liter
  Blut mehr verfügen als Frauen, liegt vor allem an dem
  Größen- und Gewichtsunterschied zwischen den Ge-
  schlechtern.

- Blutplasma – die wässrige Komponente des Bluts – enthält eine Konzentration an Salz und anderen Ionen, die ungefähr derjenigen in Meerwasser entspricht.

- Die Länge aller Blutgefäße in einem menschlichen Körper zusammen beträgt etwa 95 000 Kilometer. Damit ließe sich eine Leine knüpfen, die mehr als zweimal um die Erde reicht.

- Verteilung der Blutgruppen in Deutschland:
  Blutgruppe 0:   39 Prozent
  Blutgruppe A: 43 Prozent
  Blutgruppe B: 13 Prozent
  Blutgruppe AB: 5 Prozent

- Rhesus-Verteilung:
  Rh-positiv: 83 Prozent
  Rh-negativ: 17 Prozent

- Das Herz, die Pumpe unseres Kreislaufs, schlägt etwa 35 Millionen Mal binnen eines Jahres. Noch beeindruckender klingt folgende Zahl: Innerhalb eines durchschnittlichen Lebens pumpt das Herz etwa 210 Millionen Liter Blut durch die Gefäße des Körpers. Da klingt es fast langweilig, dass eine gesunde Leber im Laufe eines Tages immerhin etwa 720 Liter Blut verarbeitet.

- Blut besteht aus:
  49,5 Prozent   Wasser, entweder Blutflüssigkeit oder
                  Plasma

1,09 Prozent	Fett, Zucker, Kochsalz
4,4 Prozent	Eiweiß (Proteine)
42,8 Prozent	rote Blutkörperchen
0,07 Prozent	weiße Blutkörperchen
2,14 Prozent	Blutplättchen

- Blut verdankt seine rote Farbe dem Hämoglobin, genauer gesagt seinem sauerstoffbindenden Anteil, der Hämgruppe. Mit Sauerstoff angereichertes Blut hat einen helleren Farbton als sauerstoffarmes Blut, da die Hämgruppe nach Aufnahme des Sauerstoffs ihre Struktur verändert: Das Eisen nimmt in der Hämgruppe eine andere Position zu seinen Bindungspartnern ein. Dies hat eine Veränderung des Absorptionsspektrums des Lichts zur Folge – das Blut wirkt heller.

- Das Blut in unseren Adern ist nicht ganz rot, und es ist nicht überall gleich rot. Es gibt leichte farbliche Unterschiede: Das Blut, das durch die Venen aus dem Körper in Richtung Herz zurückfließt, hat einen eher bläulichen bis purpurfarbenen Ton. Schneidet man sich oder erleidet eine andere Verletzung, rinnt dennoch rotes Blut aus den kleinen Venen. Durch den Kontakt mit dem Sauerstoff ist es wieder rot geworden. Das frisch mit Sauerstoff aus den Lungen versorgte Blut in den Schlagadern (Arterien) ist hingegen wirklich von einem hellen Rot. Tropft es aus einer Wunde, bleibt und erscheint arterielles Blut hellrot.

- Rote Blutkörperchen tragen den Sauerstoff durch das Blut zu den Zellen und Organen. Sie sind ständig unterwegs, doch nach spätestens vier Monaten sind sie abgenutzt und alt. Die Milz filtert die alten Zellen heraus.

- Die Zellen des Immunsystems finden sich ebenfalls größtenteils im Blut. Sie sind für die Sofortabwehr ebenso da wie zur Langzeitverteidigung. Der Altersunterschied der Zellen kann daher beträchtlich sein.

- Während der Monatsblutung verlieren Frauen zwischen 30 und 60 Milliliter Blut – es können aber auch nur zehn Milliliter sein. Frauen, die eine besonders starke Menstruation haben, können mehr als 150 Milliliter oder sogar 200 Milliliter Blut verlieren. Statistisch gesehen scheiden Frauen das meiste Blut am zweiten Tag der Periode aus.

- Menstruationsblut kann im Unterschied zu anderem Blut nicht gerinnen. Die Gerinnung wird durch ein Enzym namens Plasmin verhindert, das in der Gebärmutterschleimhaut enthalten ist. Bei vielen Frauen wird die Menstruation von unangenehmen Beschwerden begleitet, die der Regelblutung auch vorausgehen können. Sie entstehen dadurch, dass vor der Menstruation vermehrt Hormone ausgeschüttet werden und sich die Gebärmutter zusammenzieht. Manche Frauen erleben die Menstruation aber auch positiv und schätzen das erhöhte Körperbewusstsein in dieser Zeit.

Rekorde

- Ein Blutverlust ist etwa ab einem Drittel der Gesamtmenge tödlich.

- Das Blut des Körpers zirkuliert binnen einer Stunde etwa 60-mal durch den Körper.

- Rote Blutkörperchen sind die einzigen Zellen des menschlichen Körpers, die ihren Zellkern und ihre DNS aufgeben können. Das machen die roten Blutkörperchen, um mehr Hämoglobin transportieren zu können – jene Eiweiße, die Sauerstoff binden.

- Ein rotes Blutkörperchen hat im Mittel einen Durchmesser von etwa 0,0075 Millimetern. Das ist ziemlich klein, und doch kann es für die Zellen manchmal eng werden. Um Sauerstoff auch in die letzten Winkel des menschlichen Körpers zu transportieren, müssen sich die roten Blutkörperchen durch Kapillargefäße zwängen – das sind die feinsten Verästelungen der Blutadern im Körper. Diese haben an den engsten Stellen einen Durchmesser, der nur halb so groß ist wie der von roten Blutkörperchen. Davon lassen sich die Blutzellen jedoch nicht beirren – sie reduzieren ihren Umfang und marschieren quasi eine nach der anderen wie an einer Kette an der Wand der Kapillargefäße entlang.

- In der Bibel taucht das Wort Blut mehr als 400-mal auf.

- Der kontinuierliche Herzschlag bewirkt zwar, dass überall im Körper Gewebe und Zellen mit Blut und Sauerstoff durchströmt werden. Das Gehirn wird bei der Versorgung gegenüber anderen Organen und Körperregionen jedoch bevorzugt. Das Denkorgan wiegt beim Erwachsenen zwischen 1300 und 1600 Gramm und macht damit lediglich etwa zwei Prozent des Gewichts eines Erwachsenen aus. Das Gehirn erhält aber rund 20 Prozent des Blutes, das regelmäßig vom Herz durch den Körper gepulst wird. Neben seiner ständigen Aktivität als Steuerungsorgan mag ein weiterer Grund für diese generöse Versorgung die immense Oberflächengröße des Gehirns sein: Die Hirnwindungen der Rinde ergeben ausgebreitet eine Fläche von etwa 1,5 Quadratmetern – und die wollen erst einmal mit Blut versorgt sein.

- Um den Blutkreislauf eines Menschen komplett leer zu saugen, müssten 1,2 Millionen Mücken jeweils einmal stechen. Klingt so, als könnte das nie passieren? In Kanada zählten Wissenschaftler, die mit nackten Armen, Beinen und Oberkörpern in einem Schwarm frisch geschlüpfter Mücken standen, pro Person etwa 9000 Stechinsekten auf ihrem Körper – und das in jeder Minute! Würde diese Geschwindigkeit beibehalten werden, würde es knapp zweieinviertel Stunden dauern, bis die 1,2 Millionen Stiche zusammen sind. Mahlzeit.

- Der Blutdruck im versteiften Penis kann Werte erreichen, die den normalen Druck im Kreislauf um das Zehnfache übertreffen. Im verhärteten männlichen Glied werden

Spitzenwerte von bis zu 1200 Millimeter Quecksilbersäule (mm/Hg) gemessen. Als normaler Blutdruck im Kreislauf gelten hingegen – gemessen auf Herzhöhe – Werte von 120/80 mm Hg. Bereits Werte von mehr als 160/90 mm Hg werden als Bluthochdruck eingestuft. Bedrohlich ist der Hochdruck im Penis allerdings nicht. Im Gegenteil – ohne ihn würde keine Versteifung zustande kommen. Schließlich beruht die Erektion darauf, dass sich die Schwellkörper des Glieds prall mit Blut füllen und der venöse Abfluss des Bluts gedrosselt wird. Erst bei genügendem Druck wird der Penis überhaupt hart. Wie hart das männliche Glied werden kann, erfahren Urologen immer wieder. Regelmäßig kommen Männer zur Behandlung, die sich bei allzu stürmischem Sex oder anderen Praktiken einen »Bruch« des Penis zugezogen haben. Die Verletzung wird als Bruch bezeichnet, auch wenn der menschliche Penis – im Gegensatz zum Geschlechtsorgan vieler anderer Säugetiere – keinen Knochen hat. Dieter Bohlen (»Es machte pffffft und mein kleiner Dieter wurde grün und blau.«), der in seiner Autobiographie davon berichtet hat, ist eines der prominentesten Opfer dieses Missgeschicks.

• Es scheint eine Art Rekordjagd der Koma-Säufer eingesetzt zu haben, denn die Promillewerte im Polizeibericht übertreffen sich ständig. Im September 2003 wurde aus dem badischen Kehl ein Autofahrer gemeldet, der bereits mittags mit 4,1 Promille Alkohol im Blut getestet wurde. Dies war umso verwunderlicher, als der Mann noch sicher gehen konnte. Übertroffen wurde er von einem

Mann im deutsch-schweizerischen Grenzgebiet, der Anfang Oktober 2003 wegen nächtlicher Ruhestörung mit 5,5 Promille aufgegriffen wurde. Der Promille-Rekord in Hamburg liegt nicht ganz so hoch, wobei 4,5 auch ein erstaunlicher Wert ist. Der bisherige Rekord für Deutschland stammt aus den neuen Bundesländern. Gemessen wurde er nach einer Routinekontrolle bei einem Pkw-Fahrer (es heißt, der Mann fuhr unauffällig), der nur leicht nach Alkohol roch. Im Krankenhaus ergab die Blutprobe 6,5 Promille. Bei entsprechender Gewöhnung kann sich die Promille-Höchstgrenze noch weiter nach oben verschieben. Doch entgegen einer verbreiteten Meinung wird nicht der schnellere Abbau des Alkohols trainiert. Die Funktion der dafür zu 90 Prozent verantwortlichen Alkoholdehydrogenase, einem Enzym in der Leber, lässt sich auch durch langjährige Übung nicht beschleunigen. Die Abbaugeschwindigkeit ist bei allen Menschen mit 0,1 bis 0,2 Promille in der Stunde ähnlich. Unterschiedlich ist hingegen die Empfindlichkeit, mit der die Organe auf Alkohol reagieren. Was bei ungeübten Trinkern zu Koma oder Tod durch Atemlähmung führt, lässt Gewohnheitstrinker oft noch bei Bewusstsein. Früher dachten Mediziner, dass ab 3,5 Promille Lebensgefahr bestehe – in der Fachliteratur wird aus dem Ausland von Vergiftungsfällen mit acht und neun Promille berichtet. Die Promille-Skala ist nach oben offen – alles scheint möglich.

Nutzwert

- Der Kopf ist besonders stark durchblutet. Der Blutfluss im Gesicht dient nämlich nicht nur der Versorgung des Gehirns, sondern auch der Temperaturregulation. Nicht nur Hitzköpfen soll das viele Blut im Kopf einen kühlen Schädel verschaffen. Am Kopf kann es zwar stark bluten, aber eigentlich sind Platzwunden dort harmlos. Im Gesicht entstehen sie so schnell, weil die Haut über Muskeln und Knochen straff gespannt und stark durchblutet ist.

- Die Art und Weise, wie man nach getaner Arbeit zu Hause empfangen wird, hat Einfluss auf die Gesundheit. Es macht einen Unterschied, ob sie ihn herzt oder an ihm herummäkelt, wenn er ermattet heimkommt. Auch umgekehrt ist es etwas anderes, wenn er mit Blumen auf sie wartet und nicht nur gereizt bemerkt, dass der Abwasch noch nicht erledigt ist. Was stressgeplagte Berufstätige schon lange ahnen, wurde wissenschaftlich erhärtet: Kardiologen aus Toronto konnten 2005 zeigen, dass eine zärtliche Begrüßung durch den Partner den Blutdruck senkt. »Die Belastung am Arbeitsplatz hat erheblichen Einfluss auf den Blutdruck«, sagt Sheldon Tobe, der die Studie geleitet hat. Für ihre Untersuchung hatten die Ärzte aus Toronto 216 Männer und Frauen ein Jahr lang beobachtet. Zu Beginn wurden bei allen Teilnehmern in einer 24-stündigen Aufzeichnung die Blutdruckschwankungen während eines Arbeitstages ermittelt. Im Jahresverlauf und am Ende der Studie wurde erneut der Blutdruck bestimmt. Die Testpersonen mussten zudem angeben, wie sie ihren »partnerschaftlichen Zusammenhalt« einschätzten. »Wir brauchen zwar eine gewisse Anspannung, um motiviert zu sein«, sagt Charmaine Griffiths von der Britischen Herzstiftung. »Aber der Blutdruck steigt unter zu viel Stress.« Dies wiederum gilt als Ursache für Herzinfarkt und andere Kreislaufleiden. Am Ende der Studie zeigte sich, dass der Blutdruck bei denjenigen um 2,5 Punkte gesunken war, die während der Arbeit zwar starken Belastungen ausgesetzt waren, am Feierabend aber Zuwendung vom Partner bekamen. Bei denjenigen, die Stress während der Arbeit hatten und von keinem sehnenden Herzen erwartet wurden, pochte das Blut mit einem um 2,8 Maßeinheiten erhöhten Druck in den Adern.

- Das Pharmaunternehmen Pfizer hatte bei Männern bekanntlich großen Erfolg mit Viagra, da das Mittel den Blutfluss im Penis erhöht. Prompt führte man Tests durch, bei denen das Potenzmittel Frauen verabreicht wurde. Das Medikament ließ zwar auch in die weiblichen Genitalorgane mehr Blut strömen, doch dadurch bekamen die Frauen nicht automatisch mehr Lust. Trotzdem erprobte die Firma Vivus aus Kalifornien die gefäßerweiternde Substanz Alprostadil, die auf die weiblichen Genitalien aufgetragen wird. Wenn sich der Blutfluss dort vergrößert und die Gleitfähigkeit zunimmt, sollten sich Frauen schneller erregt fühlen, so die Annahme. Bisherige Versuche zeigen allerdings, dass bei Frauen – anders als bei Männern – die Menge des Blutflusses nichts über den Grad der Lust aussagt.

- Gefühlsstörungen in der Genitalregion treten häufig bei Radfahrern auf, die lange Strecken zurücklegen. Bei Männern besteht die Gefahr, dass sich der Druck auf den Damm auf Fruchtbarkeit und Potenz auswirkt. In einer Untersuchung der Universität Köln, in der Probanden wöchentlich 400 Kilometer in die Pedale traten, berichteten 61 Prozent über Taubheitsgefühle und 19 Prozent über Erektionsstörungen. Nach einem Ausdauerradrennen in Norwegen gaben 22 Prozent der Männer Taubheit und 13 Prozent zeitweilige Impotenz an. In Nordrhein-Westfalen klagten Langstreckenradler dreimal so häufig über Erektionsstörungen wie gleich alte Nichtradler. Trotzdem wird unter Hobbyradlern die Taubheit im Sattel kontrovers diskutiert. Die einen fürchten dauerhafte Schäden für die Manneskraft, wenn ihnen das Gefühl im Unterleib abhanden kommt. Die anderen erhoffen sich stimulierende Effekte von der Sattelmassage. Dabei drohen langfristig Schäden. Besonders die schmale harte Sattelnase von Rennrad oder Mountainbike kann Gefäße und Nerven der Beckenorgane in Bedrängnis bringen. Profiradfahrer sind nicht so gefährdet, sie haben eine bessere Muskulatur und halten ihr Becken anders. Wenn sich der Schritt bei Radfahrern taub anfühlt, sind entweder die Penis und Hodensack versorgenden Nerven unter Druck geraten – besonders der Nervus pudendus. Noch häufiger ist der Sauerstoffanteil im Blut vermindert, weil eine Schlagader, die Arteria pudenda interna, zwischen Sitzbeinhöcker oder Schambein und Fahrradsattel abgeklemmt wird. Langfristig droht ein Umbau der Schwellkörper. Die Zusammensetzung des erektilen Organs ist von der Sauerstoffmenge im Blut abhängig. Für eine gute Erektion sollte das Verhältnis von Bindegewebe zu glatter Muskulatur im Penis 50 zu 50 betragen. Fehlt es dem Blut an Sauerstoff, wird mehr Bindegewebe aufgebaut und Muskelgewebe abgebaut – die Erektion wird mittelfristig schlechter. Bei Rennrad- oder Mountainbike-Sätteln reduziert sich der Sauerstoffdruck im Penis-Blut bereits nach halbstündiger Fahrzeit um 60 Prozent. Aus Gründen des Dammschutzes sollten ambitionierte Radfahrer Bergetappen daher auf weichen Damensätteln in Angriff nehmen – oder mit dem Liegerad.

Anekdotisches

- Die Firma Kryolan im Berliner Stadtteil Wedding ist der weltweit wichtigste Hersteller von Kunst- oder Theaterblut. 220 Mitarbeiter mischen in der Papierstraße Zutaten wie Glycerin, Latex, Wachs, den Farbstoff E422 oder Erdbeeraroma zu Körperflüssigkeiten zusammen, die Hollywood-Produzenten für blutige Actionfilme oder deutsche Theaterregisseure für ihre verstörenden Blut-und-Hoden-Inszenierungen brauchen. Die Firma hat neben Blut auch Ausscheidungen wie Kot, Eiter oder Erbrochenes im Angebot. Produziert wird seit 1945, wichtigster Abnehmer ist Hollywood.

- Im Dom von Neapel werden Ampullen aufbewahrt, die das Blut des Heiligen Januarius enthalten sollen. Dieser hat der Legende nach die Stadt Neapel im Jahr 1527 von

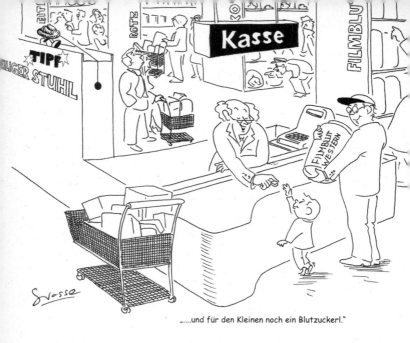

„.....und für den Kleinen noch ein Blutzuckerl."

der Pest befreit. Zweimal im Jahr verflüssigt sich angeblich das Blut des Heiligen.

- Kein Lehrstuhl ohne Teerstuhl – gerade unter Medizinern, die einen entscheidenden Schritt auf der universitären Erfolgsleiter nehmen wollen, gilt dieser Spruch. In der Langfassung bedeutet er: Der Stress, den die Bewerbung für eine Professur mit sich bringt, ist so groß, dass er die Magenwände angreifen kann. Das kann zu Geschwüren führen, die manchmal bluten. Wird das Blut auf dem weiteren Weg in der Darmpassage verdaut, färbt es die Fäkalien schwarz, was in der Medizinersprache als Teerstuhl bezeichnet wird.

- Die schwarzen Baumwollpflücker aus Alabama erhielten freie Verpflegung, 100 Dollar und die Zusicherung, dass im Todesfall die Kosten ihrer Bestattung übernommen würden. Als Gegenleistung nahmen sie an einer Studie teil. Ärzte des US Public Health Service sagten ihnen, dass sie gegen »bad blood« (schlechtes Blut) behandelt würden. Die Erntehelfer wurden jedoch belogen, denn es gab keine Therapie. Im Gegenteil, den Kranken wurde die Behandlung ihrer Syphilis absichtlich verwehrt. Die Syphilisstudie von Tuskegee — benannt nach der Kleinstadt in Alabama, in der die Farbigen lebten — ist ein besonders skrupelloses Beispiel medizinischer Forschung. Das Langzeitexperiment der US-Regierung wurde 1932 begonnen und erst 1972 beendet. 399 Männer, die an Syphilis erkrankt waren, und 201 gesunde Männer, die als Kontrollgruppe dienten, wurden 40 Jahre lang beobachtet, um den »natürlichen« Krankheitsverlauf der Syphilis zu studieren. Den Kranken wurde sogar dann noch jede Therapie vorenthalten, als von 1947 an Penicillin zur nebenwirkungsarmen Standardbehandlung wurde.

- Auch in der Medizin wurde dem Blut über seine physiologische Bedeutung hinaus immer wieder eine besondere Rolle zugewiesen. So führten manche Ärzte Geisteskrankheiten auf »schlechtes Blut« zurück. Es ist erst 30 Jahre her, dass einige Mediziner meinten, auch Schizophrenie ginge auf einen Faktor im Blut zurück — ein ominöses Schizophrenie-Toxin. Wenn das Blut schlecht oder verunreinigt ist, so schlossen sie, muss es gesäubert werden. Das ist seit Erfindung der Dialyse möglich. Ende der 1970er und Anfang der 1980er Jahre wurde in Fachartikeln von Psychiatern die Blutwäsche bei Schizophrenen gefordert, um den vermeintlichen Giftstoff aus dem Körper zu entfernen. Manche Patienten wurden zwei Jahre lang regelmäßig an die Blutwäsche angeschlossen. Mindestens 325 publizierte Fälle sind in der Fachliteratur bekannt, in denen die Blutwäsche bei Schizophrenen Anwendung fand. Geholfen hat die Therapie in keinem Fall. Ende der 1980er Jahre hörte man nichts mehr von der fragwürdigen Methode. Vielleicht war den leichtgläubigen Wissenschaftlern ein Aspekt entgangen, den der 1994 verstorbene Medizinkritiker Petr Skrabanek genüsslich ausführte: Die Idee vom schizophrenen Giftstoff im Blut stammte von einem schizophrenen Patienten.

• Die Blase hat viel mit dem Loch gemeinsam – beide werden durch ihre Ränder definiert. Eine Blase entsteht überhaupt nur, wenn sich ein Loch bildet, wo vorher keines war. Hautblasen sind – anders als ein Loch – nicht immer mit nichts gefüllt, sondern manchmal auch mit Eiter, Blut oder Sekreten. Die Blase, lateinisch Bulla, ist eine sogenannte Primäreffloreszenz der Haut, das heißt die äußerste Hülle des Menschen wirft sich auf. Die Blase entsteht nach Verbrennungen oder als Reaktion auf einen Sonnenbrand. Bei Sportlern oder Schwerarbeitern bildet sie sich durch mechanische Belastung, besonders an Händen und Füßen. Gefährdet sind Orientierungsläufer, bei denen zwischen 55,9 und 71 Prozent der Wettkämpfer über Blasen klagen. Ballsportler, die abrupte Bewegungen ausführen, sind ebenfalls stark gefährdet. Bei oberflächlichen Blasen ist nur die Oberhaut von der Unterhaut abgehoben. Da die Oberhaut nicht durchblutet ist und aus absterbenden Hautzellen besteht, sieht man die Blase in diesem Fall nur als durchsichtiges Häutchen, das erst prall gefüllt imponiert und dann schlapper wird. Tiefere Blasen können hingegen auch die Unterhaut angreifen, blutig anlaufen und »das rohe Fleisch« sichtbar werden lassen. Im Prinzip sind dem Tiefgang der Blase keine Grenzen gesetzt, bei enormen Ausmaßen würde man jedoch von einer Wunde sprechen, was weitaus blutiger klingt.

• Dass man stirbt, wenn der rote Strich bei einer Blutvergiftung das Herz erreicht, ist ein Ammenmärchen. Der kurze, rote Strich, der manchmal nach einer Verletzung entlang der Blutgefäße zu sehen ist, beruht auf einer lokalen Entzündung. Häufig entsteht er nach einer unscheinbaren Wunde, die nicht desinfiziert wurde. Er setzt sich zwar vielleicht weiter in Richtung Herz fort, erreicht es aber nie. Eine solche Entzündung verursacht eher eine Schwellung des nächsten Lymphknotens, die Lymphadenitis. Sind die oberflächlichen Lymphbahnen entzündet (Lymphangiitis), kann sich ein roter Strich über zehn oder 12 Zentimeter ausdehnen. Erst wenn sich die Entzündung, etwa bei abwehrschwachen Patienten, nicht selbst begrenzt oder nicht ausreichend behandelt wird, kann es gefährlich werden. Greift die Entzündung auf das Blutsystem über, kommt es zu einer Blutvergiftung. Diese zeigt sich allerdings nicht durch einen roten Strich. Sie betrifft den ganzen Körper. Schwäche, Fieber und eine Beeinträchtigung wichtiger Organfunktionen sind die typischen Komplikationen.

• Überzeugend klingt es ja. Man nehme eine Spritze, lasse sich ein paar Milliliter Blut abzapfen und später wieder in den Körper injizieren. Und schon erblüht der geschundene Leib, die Abwehr wird gestärkt, und neue Lebensgeister kehren zurück. Anfang des 20. Jahrhunderts probierten viele Menschen diese eigenartige Therapie freiwillig an sich aus. Doch egal, ob das Blut sofort wieder zurückgespritzt wird oder erst nach allerlei Prozeduren oder homöopathischen Verdünnungsschritten wieder dahin gelangt, wo es hingehört: Der Erfolg ist gleich null. Weder eine generelle Stärkung der Immunabwehr noch eine Verbesserung anderer Körperfunktionen konnte beobachtet und nachvollziehbar dokumentiert werden – und zwar unabhängig davon, ob das Blut direkt zurückgespritzt wurde oder erst durch UV-Strahlen, Sauerstoff (»Oxidationstherapie«) oder Ozon (»Ozontherapie«) »aktiviert« wurde.

• Eigenblut hat hingegen erwiesenermaßen leistungssteigernde Wirkungen, wenn es im Doping-Labor so verändert wird, dass es mehr Sauerstoff aufnimmt. Oder wenn es nach einem Höhentraining zum späteren Gebrauch eingelagert wird. In der Höhe ist die Kapazität der Sauerstoffübertragung beim Menschen erhöht, so dass mit diesem Blut die Ausdauer gesteigert werden kann. Eine andere Methode des Eigenblut-Dopings besteht darin, das sauerstoffgesättigte Blut zu konzentrieren und nur die roten Blutkörperchen, die den Sauerstoff transportieren, zu übertragen.

- Wenn die Arme einschlafen, weil man eng umschlungen eingeschlafen ist, hat das nichts mit mangelnder Blutversorgung zu tun. Vielmehr sind dann Nervengeflechte im Bereich der Oberarme und der Achselhöhle so unter Druck geraten, dass die Versorgung der Arme gelitten hat. Als »Liebhaber-Lähmung« ist das Phänomen bekannt, da während des Schlafs das anfängliche Kribbeln unbemerkt bleiben kann und sich bei eng Umschlungenen sogar Empfindungsstörungen und Lähmungserscheinungen ausbilden können. Andere empfindliche Bereiche sind Kniekehlen und Schritt. Bei Alkoholikern, die auf Parkbänken einschlafen, wird oft der Wadenbeinnerv an der Außenseite des Unterschenkels kurz unterhalb des Knies gequetscht – hier liegt das Bein auf der Bankkante auf, ohne dass der Betroffene es merkt. Passiert dies öfter, kann der Nerv dauerhaft geschädigt werden. Im Fall der Parkbank-Lähmung kann die Schädigung zu einem Nachziehen des Beins führen, weil die Fußspitze nicht mehr so gut angehoben werden kann.

Sitten und Rituale

- In vielen kannibalischen Kulturen war es üblich, das Blut der getöteten Feinde zu trinken. Das Hauptmotiv war, durch diese Rituale die Kraft und Stärke der toten

Rivalen auf den eigenen Körper und die eigene Gruppe übergehen zu lassen.

- Die Azteken hatten eine besondere Vorliebe für blutige Menschenopfer. Diese Lust äußert sich auch in der bildlichen Darstellung ihrer Gottheiten. So zeigt die etwa 2,5 Meter hohe Statue der Coatlicue, der Göttin der Erde und des Todes, die im Nationalmuseum von Mexiko-Stadt ausgestellt ist, eine geköpfte Frau, aus der das Blut in Form zweier Schlangen sprudelt.

- Die Gruppe der Nua, die in Neuguinea leben, pflegt ein Konzept der Lebenskraft, das die Bezeichnung »nu« trägt. Diese Energie tritt vor allem in Form von Körpersekreten auf: Nu steckt dem Glauben der Menschen zufolge in den Ausscheidungen der Organe und anderen Körperprodukten, das heißt in Blut, Kot, Urin, Speichel, Atem, Schweiß, Haaren, Fingernägeln, Mark und Fett. Sämtliche Nahrung gilt als Quelle von nu. Diese Lebenskraft ist in der Vorstellung der Nua jedoch nur in begrenztem Maß in der Welt vorhanden. Nu muss kontrolliert werden und ist Motivation oder Rechtfertigung für eine Vielzahl gesellschaftlicher Konventionen. So muss ein verkrüppelter Junge das Blut seines Vaters trinken, um von dessen nu zu profitieren – der Vater gibt auf diese Weise seine Lebensenergie an seine Nachkommen weiter.

- Menstruationsblut galt lange Zeit als unrein. In Europa hielt sich die Überzeugung, dass dieses Blut der Reinigung des weiblichen Körpers diene und daher von Giftstoffen und Abbauprodukten der Frau durchsetzt sein müsse. So hieß es, dass Menstruationsblut Fäulnis verbreite, Soßen ungenießbar mache und Pökelfleisch im Fass verderben lasse. Rothaarige galten als Wesen, die aus dem Gleichgewicht geraten waren und deshalb zu permanenter Menstruation verdammt seien.

- Menstruierende Frauen durften früher nicht bei der Weinlese mitmachen und die frisch geernteten Trauben nicht zertreten. Dies hatte nicht nur einen abergläubischen, sondern einen konkreten Grund. In vielen Regionen Europas trugen Frauen zwar mehrere Röcke, aber keine Unterwäsche. Geriet Menstruationsblut in die frisch geernteten Trauben, konnten sie schnell verderben.

- Die alten Ägypter badeten angeblich in Blut, um wieder zu Kräften zu kommen. Blut galt ihnen als das Lebenselixier schlechthin. Auch im antiken Rom betrachtete man Blut als Quell von Kraft und Stärke. Laut verschiedenen Legenden tranken die siegreichen Gladiatoren das Blut ihrer Gegner, die sie zuvor im Schaukampf getötet hatten.

- In Ägypten gab es einst ein bizarres Ritual für Frauen, die vergeblich versucht hatten, schwanger zu werden. Dazu wurden die enthaupteten Leiber hingerichteter Verbrecher auf eine Steinplatte gelegt und gewaschen. Das Blut und das schmutzige Wasser fing man in einem Trog auf, unter dem die Frauen in einer ausgeklügelten Reihenfolge durchkrochen, bevor sie sich das Gesicht in der Brühe aus Blut und Wasser wuschen.

- Bei den Tartaren in Russland gab es ein blutiges Hochzeitsritual. Dabei kämpften die Angehörigen von Braut und Bräutigam so lange miteinander, bis Blut aus offenen Wunden floss. So sollte sichergestellt werden, dass die Söhne des Paares einmal besonders kräftig würden.

- Der Schweizer Arzt Paul Niehans (1882–1971) hatte in den 1950er Jahren große Erfolge mit einer eigenwilligen Therapie: der Frischzellen-Behandlung. Konrad Adenauer, Schauspieler und andere Prominente sollen sich der fragwürdigen Kur unterzogen haben. Im Februar 1954 behandelte Niehans angeblich sogar den schwererkrankten Papst Pius XII. Da es dem Papst im Verlauf des Jahres besser ging, wurde Niehans (als Nachfolger des Penicillin-Entdeckers Alexander Fleming!) Mitglied in der Päpstlichen Akademie der Wissenschaften. Für seine Methode konnte es keine bessere Werbung geben. Von jungen Schafen und Rindern gewann Niehans Blut, aus dem er Zellen, Eiweißstoffe und andere feste Bestandteile herausfilterte, um sie seinen Kunden zuzuführen. Er versprach ihnen eine Revitalisierung ihres Organismus, der durch die Zellen der jungen Tiere wieder aufblühen sollte. Den Frischzellen wurden nahezu magische Kräfte zugesprochen, sie sollten gegen Gebrechen wie Krebs und Herzleiden helfen und ein wahrer Jungbrunnen sein. Da Frischzellen jedoch aus nicht sterilisierten tierischen Stoffen bestanden, geriet die Therapie in die Kritik. Sie wurde 1987 vom Bundesgesundheitsamt verboten, da sie im Verdacht stand, möglicherweise BSE und andere Krankheiten zu übertragen.

Kunst

- Der sogenannte Schockperformer Zhang Huan hat mit seinen Ekelprojekten laut der Zeitschrift *art* bereits mehrere »Klassiker der jüngsten chinesischen Kunstgeschichte« geschaffen. Etwa als er seinen Körper im Sommer 1994 mit Fischöl und Honig einrieb, um sich dergestalt eine Stunde lang nackt auf eine übel verschmutzte Toilette zu setzen – als lebendige Fliegenfalle. Eine weitere bekannte Performance nannte er »65 kg«. Dabei kettete er sich in drei Metern Höhe unter die Decke seines Ateliers und ließ eine Stunde lang Blut aus seinem Körper in eine heiße Pfanne tropfen.

- Der belgische Künstler Jan Fabre integriert mittelalterliche Figuren wie Ritter, Mönche oder Engel in seine Gemälde. Manche seiner Werke fallen aus einem anderen Grund auf: Jan Fabre hat sie mit seinem eigenen Blut gezeichnet.

- Ziel des Wiener Aktionskünstlers Hermann Nitsch ist es, mit seinen Aktionen beim Publikum Abscheu, Ekel und schließlich eine die Seele reinigende Katharsis auszulösen. Dabei spielt Blut, meist das von Rindern, Ziegen, Schweinen oder anderen Tieren, eine zentrale Rolle. Seit den 1960er Jahren veranstaltet Nitsch Happenings oder Aktionen, bei denen das Blut nur so spritzt – das »Orgien Mysterien Theater«. Dabei weidet er Tiere aus, wirft mit Innereien um sich und lässt den nach seinen Worten »sehr sinnlichen Saft« fließen: Blut.

- Mika Rottenburg, eine Argentinierin, die in New York als Künstlerin arbeitet, zeigt in ihren Videos selbstentworfene sogenannte Sweatshops. In diesen bizarren Produktionsstätten erschaffen unförmige Frauen seltsame Formen aus Blut und Tränen.

- Die Mexikanerin Teresa Margolles beschäftigt sich in ihren Arbeiten auf drastische Weise mit dem Tod. Die Künstlerin nutzt auch menschliches Blut, Fett und Wasser aus Leichenwaschungen für ihre Werke.

- Der Brite Marc Quinn inszeniert sich als Schockkünstler. Sein bekanntestes Werk schuf er 1991: Die Skulptur mit dem Titel »Self« zeigt eine Nachbildung seines Kopfes, die aus fünf Litern gefrorenem Blut besteht, das sich Quinn selbst nach und nach hatte abnehmen lassen. Diese Menge entspricht etwa der, die im Körper eines Menschen zirkuliert.

- Regina José Galindo tauchte ihre nackten Füße wiederholt in menschliches Blut. So besudelt lief die Künstlerin aus Guatemala vor den Augen von Sicherheitskräften über den Bürgersteig und hinterließ dort ihre Blutspuren, um auf die Unterdrückten ihres Landes aufmerksam zu machen.

- Der amerikanische Künstler Chris Burden ließ für seinen Film »Shoot« ordentlich Blut fließen. Darin schoss er sich selbst mit einer Waffe in den Arm.

- Wieder und wieder fuhr der Künstler Jochen Gertz 1972 in Frankfurt mit seinem Finger über eine verputzte Hauswand. Irgendwann war die Haut an der Kuppe seines rechten Zeigefingers so weit abgeschürft, dass Blut floss und ein Satz sichtbar wurde: »Diese Worte sind mein Fleisch und mein Blut.« Jochen Gertz meinte das wörtlich.

- Die Künstlerin Jenny Holzer gestaltete die Ausgabe des Magazins der *Süddeutschen Zeitung* vom 19. November 1993. Auf dem sonst schwarzen Titelblatt befand sich eine weiße Aussparung, in der der Satz »Da wo Frauen sterben bin ich hellwach« stand. Die roten Großbuchstaben waren nicht mit normaler Farbe gedruckt, sondern mit dem Blut deutscher und jugoslawischer Frauen.

Kenner und Liebhaber

- Die Mongolen tranken auf Kriegszügen das Blut ihrer Pferde. Brachen die Tiere zusammen, verspeisten die Krieger den Kadaver. Ähnlich verfuhren vor vielen Jahrhunderten auch andere Reitervölker wie die Skythen, Sarmaten oder Hunnen. Meist öffneten die Reiter eine Halsader ihrer Tiere und zapften daraus das Blut. Auf den Beutezügen stand jedem von Dschingis Khans Kriegern eine Kette von 18 Tieren zur Verfügung, bei denen im Abstand von zehn Tagen der Reihe nach eine Ader geöffnet wurde. Hielten die geschwächten Tiere nicht Schritt, wurden sie geschlachtet.

- Blutwurst ist die Wurstsorte, die bis heute am längsten hergestellt wird. Schon in der Antike bereitete man sie zu. Der Held Odysseus musste in den Epen des Homer bei seiner Rückkehr nach Ithaka um einen mit Blut und Fett gefüllten Schweinemagen kämpfen. Auch im antiken Rom wurde Blutwurst geschätzt. Beim Lupercalia-Fest wurde sie zu Ehren des Gottes der Fruchtbarkeit und der Wälder, Faunus, serviert. Als sich schließlich das Christentum in Europa verbreitete, wurde der Verzehr von Blutwurst wegen ihrer Verwendung bei heidnischen Bräuchen immer wieder verboten. Da die Bauern aber bei Schlachtungen auch das Blut verwendeten – einfach, weil es da war und die Zeiten oft hart waren –, scherte sich kaum jemand um das kirchliche Verbot. Auch heute noch wird Blutwurst gegessen, in Deutschland meist kalt als Aufschnitt. Die wichtigste Zutat für Blutwurst ist vorgekochte, zerkleinerte Schweineschwarte. Diese macht 60 bis 80 Prozent der Wurstmasse aus. Blut, meist vom Schwein, stellt nur 20 bis 40 Prozent der Masse. Je nach Sorte werden fetter Speck, gepökelte Fleischstückchen, Innereien, Grütze, Zwiebeln, Sahne und Gewürze wie Majoran oder Thymian hinzugegeben. Die Gelatine aus der Schweineschwarte führt dazu, dass die Blutwurst fest ist, wenn sie gekühlt auf den Tisch kommt. Erhitzt man sie, verflüssigt sich die Gelatine, weswegen warme Blutwurst auf der Schlachtplatte beim Anschnitt stets breiig aus dem Darm quillt.

- Vampire sind nach dem Volksglauben blutsaugende Nachtgestalten. Der Legende nach sind es wiederbelebte menschliche Leichname, die von menschlichem oder tierischem Blut leben und übernatürliche Kräfte besitzen – allerdings nur nachts überleben können und sich vor Tageslicht verstecken müssen. Heute erfreut sich die Gattung des Vampir-Romans wieder großer Beliebtheit.

- Nach der Sagenfigur der Vampire sind die Vampir-Fledermäuse (Desmodontinae) benannt. Sie sind die einzige bekannte Säugetiergruppe, die sich ausschließlich vom Blut anderer Tiere ernährt.

- Die zahlreichen Legenden und Erzählungen über Graf Dracula, den bekanntesten Vampir der Literatur- und Filmgeschichte, gehen offenbar auf Vlad III. Drăculea (1431–1476) zurück. Der Fürst und Feldherr lebte in der Walachei. Seinen Beinamen »Sohn des Drachen« erhielt er von seinem Vater Vlad II. Dracul, der von Kaiser Sigismund in Nürnberg in den Drachenorden aufgenommen wurde. Vlad III. war berüchtigt für seine Grausamkeit im Kampf gegen Türken, Ungarn, innenpolitische Gegner und vor allem gegen Gesetzesbrecher. Seine Feinde ließ er bei lebendigem Leib auf eiserne oder hölzerne Pfähle spießen, was einen langen, qualvollen Tod bedeutete. 1459 ließ er angeblich 30 000 deutsche Siedler in Kronstadt pfählen. Deswegen nannte man ihn auch »Vlad den Pfähler« oder in seiner Landessprache: »Vlad Țepeș«. Am Ende verlor er den Krieg gegen die Türken, nachdem er mehrmals vom Thron gestoßen worden war, zurückkehrte und immer wieder die Seiten zwischen Ungarn und dem Osmanischen Reich gewechselt hatte. Um

Vlad III. rankten sich schon zu Lebzeiten Legenden. Er gilt als einer der schlimmsten Massenmörder der Geschichte, andere Historiker betonen, dass er zwar grausam gewesen sei, aber nicht mehr, als es zu seiner Zeit üblich war. Auch gibt es Theorien, dass das Bild von ihm maßgeblich von Hetzschriften der in der Gegend ansässigen Siebenbürger Sachsen geprägt wurde, die ihn als monströsen Schlächter darstellten. Der rumänische Diktator Ceauşescu verehrte Vlad III. als Volkshelden und großen Heerführer.

- In Peru kam es in den 1870er und 1880er Jahren zu einer rätselhaften Epidemie. Besonders Eisenbahnarbeiter waren betroffen. Sie litten an hohem Fieber, Schwäche und Blutarmut. Da sich die Krankheit entlang der Eisenbahn-Neubaustrecke zwischen Lima und dem Ort La Oroya ausbreitete, wurde die ominöse Seuche Oroya-Fieber genannt. Etliche Peruaner starben daran. 1881 erlag auch ein peruanischer Medizinstudent dem mysteriösen Fieber. Da der angehende Arzt auch unter warzenförmigen Hautausschlägen litt, vermutete ein Studienfreund, Daniel Alcides Carrión (1858–1885), dass ein Zusammenhang zwischen den Warzen und dem Fieber bestünde. Angetrieben vom Gedanken an das Schicksal seines Kommilitonen, wollte er im Selbstversuch den Beweis antreten. Am 27. August 1885 ließ er sich das Blut einer Frau impfen, die an den als »peruanische Warze« bezeichneten Hautausschlägen gelitten hatte. Carrión führte Tagebuch über sein Selbstexperiment. 22 Tage nach der Infektion, am 17. September 1885, bemerkte er erste Symptome. Er hatte Schmerzen und ihm war übel.

Bald kam Fieber hinzu. Innerhalb weniger Tage steigerten sich die Beschwerden, so dass er das Bett nicht mehr verlassen konnte. Das Fieber, die Schmerzen und die Blutarmut schwächten ihn täglich mehr. Carrión starb, keine 27 Jahre alt, am 5. Oktober 1885 im französischen Krankenhaus zu Lima. Bis heute wird er als ein Nationalheld Perus gefeiert. Der Erreger der nach ihm benannten »Carriónschen Krankheit« wurde erst 1909 von Alberto Barton (1871–1950), einem Landsmann Carrións, entdeckt. Er wird als Bartonella bacilliformis bezeichnet.

• Der niederländische Arzt und Philosoph Johan Baptist van Helmont (1579–1644) stellte viele Methoden der Medizin in Frage. Seine Ideen zum Lebensgeist und zu den magischen Wirkungen des Magnetismus trugen ihm die jahrelange Verfolgung durch die Kirche und medizinische Fachleute ein. Helmont bezweifelte unter anderem den Sinn des Aderlasses, einer verbreiteten medizinischen Behandlung weit über das 17. Jahrhundert hinaus. Er schlug die wohl erste klinische Studie vor – eine ausreichende Teilnehmerzahl war ebenso vorgesehen wie die zufällige Zuordnung (Randomisierung würde man heute sagen) der Probanden. Die Studie hätte in die Medizingeschichte eingehen können. Es ist nicht überliefert, warum es nie zu dem originellen Experiment kam. Vielleicht lag es an den Bewertungskriterien für Erfolg oder Misserfolg des Aderlasses. Helmont wollte 200 bis 500 »arme Leute« durch Losentscheid in zwei Gruppen aufteilen. Den Mitgliedern der einen Gruppe sollte so viel Blut entnommen werden, wie es die Befürworter des Aderlasses für sinnvoll hielten. Den Probanden der anderen Gruppe sollte die blutige Prozedur erspart bleiben. Als Maßstab für die Wirksamkeit sollte die Anzahl der Begräbnisse in beiden Gruppen gelten. Trotz des überzeugenden Studiendesigns schienen die Befürworter des Aderlasses nicht zu einer solchen Untersuchung bereit zu sein.

- Die Normandie in Frankreich ist nicht nur wegen Camembert, Calvados und Cidre berühmt, sondern auch wegen ihrer Blutwurst. Über die Qualität der Blutwurst weltweit wacht von dort aus die Bruderschaft der Ritter der Blutwurst, die ihren Sitz in Mortagne-au-Perche im Süden der Region hat. Jährlich am dritten Wochenende im März richtet die Bruderschaft den weltweit größten Blutwurst-Wettbewerb aus. Bis zu 600 Teilnehmer wetteifern in verschiedenen Kategorien um den Grand Prix du Goûte Boudin.

- Sportlern ist daran gelegen, den Anteil der roten Blutkörperchen in ihrem Blut zu erhöhen, denn mehr Blutkörperchen bedeuten mehr Sauerstoff, der zu Muskeln und Zellen transportiert wird. So werden die Athleten schneller, stärker und ausdauernder. Doping mit Fremdblut ist eine fast mittelalterlich anmutende Methode, sagen Experten. Die Zufuhr des Hormons Erythropoetin, das die Neubildung roter Blutkörperchen stimuliert, kann inzwischen relativ leicht erkannt werden. Die Zuckerseitenketten des synthetisch hergestellten Moleküls unterscheiden sich geringfügig von denen des körpereigenen Hormons und lassen sich im Urin der Sportler nachweisen. Einfacher, aber aufwendiger ist der Nachweis von Doping mit Fremdblut. Er beruht darauf, dass sich bei allen Menschen die Oberfläche der roten Blutkörperchen ein wenig unterscheidet. Auf den roten Blutkörperchen, von denen bis zu 30 Billionen im Blut eines Menschen schwimmen, gibt es unterschiedlich geformte Eiweißstoffe, die aus der Oberfläche herausragen. Der unterschiedliche Aufbau dieser Antigene hat zur Unterteilung in das AB0-Blutgruppensystem geführt. Die Form anderer Eiweißmarker auf der Oberfläche entscheidet darüber, ob jemand Rhesus-positiv oder -negativ ist. Inzwischen sind mehr als 50 verschiedene Marker auf der Oberfläche der Blutkörperchen bekannt. Sie unterscheiden sich auch bei Menschen, die nach AB0- und Rhesussystem zur gleichen Blutgruppe gehören. Doping-Sünder, die

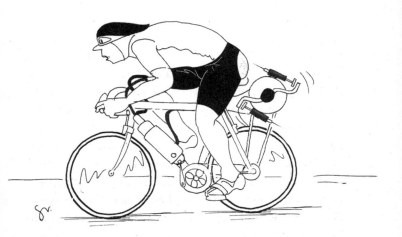

Fremdblut gleicher Blutgruppe erhalten haben, können also leicht überführt werden. Der Nachweis lässt sich erbringen, solange die beiden Populationen roter Blutkörperchen im Körper zirkulieren. Bei normalen Menschen sind das 120 Tage, bei Sportlern 80 oder 90 Tage. Auch Fremdblut-Doping ist gefährlich. Das Blut zweier Menschen ist nie identisch. Allergische Reaktionen können nicht ausgeschlossen werden. Beobachter der Tour de France kennen Fahrer mit hochrotem Kopf, Juckreiz und Hautausschlägen. Allergische Reaktionen sind dafür verantwortlich gemacht worden, dass manch triumphaler Etappensieger einen Tag später fast eine halbe Stunde auf den Tagesersten verlor.

- Der Anteil roter Blutkörperchen im Blut beträgt meist 42 oder 43 Prozent. Durch Doping mit konzentriertem Fremd- oder Eigenblut kann er auf 48 bis 49 Prozent gesteigert werden – ab einem Wert von 50 werden die Radrennfahrer automatisch ausgeschlossen.

- Anfangs spürt man nur eine leichte Berührung, eventuell ein Kribbeln, dann fließt Blut. Das Gemeine an dem Gemeinen Holzbock (Ixodes ricinus), wie der achtbeinige Krabbler auch genannt wird, ist jedoch, dass er Krankheiten übertragen kann: die viral bedingte Frühsommer-Meningoenzephalitis (FSME) und die bakteriell ausgelöste Borreliose. Das Insekt saugt Blut, füllt sich damit, so dass es oft einen prallgefüllten Blutsack mit sich herumträgt, wenn es auf der Haut entdeckt wird. Zecken fallen nicht von Bäumen, sondern lauern im Unterholz oder im

Gras. Man sollte Zecken nicht links- oder rechtsherum herausdrehen – die Tiere haben kein Gewinde –, sondern mit einer Pinzette oder einer Zeckenzange gerade herausziehen. Die Tiere mit Mehl, Essig, Klebstoff oder anderen Hausmitteln zuzukleistern, vergrößert die Infektionsgefahr nur, denn dann erbrechen die Tiere im Erstickungskampf ihren infektiösen Speichel mit letzter Kraft in die Blutbahn des Opfers.

- Im Jahr 1628 entdeckte der britische Arzt William Harvey (1578–1657) den Blutkreislauf. Mit einfachen Versuchen an Mensch und Tier widerlegte er als Erster die Theorie des antiken Arztes Galen, wonach im Körper täglich große Blutmengen produziert und wieder vernichtet würden. Nach Galens Auffassung war die Leber die Produktionsstätte für das Blut. Indem Harvey das geschätzte Volumen der linken Herzkammer mit der Zahl der täglichen Herzschläge multiplizierte, wies er nach, dass so viel Blut unmöglich von der Leber jeden Tag neu produziert werden konnte. Harveys Erkenntnisse zogen ungewöhnliche Bluttransfusionen nach sich: Um den Blutkreislauf zu untersuchen, hatte der Engländer Richard Lower 1665 mehrmals erfolgreich Blut von Tier zu Tier übertragen. 1667 wagte er sich an den Menschen und übertrug einem seiner Studenten in Oxford gleich zweimal Schafsblut. Wegen erheblicher Zwischenfälle, die verniedlichend als »Schaf-Melancholie« bezeichnet wurden, stellte man das Verfahren wieder ein. Auch in Frankreich wurde die Übertragung von Tierblut auf Menschen betrieben. Da viele Probanden dabei zu Tode kamen, wurde das Verfahren auch dort wieder verboten. 200 Jahre später waren die Zwischenfälle wohl weitgehend vergessen. Der Greifswalder Arzt Leonard Landois erstellte im Jahr 1875 eine Statistik über die Bluttransfusionen seit 1666. Bis ins 19. Jahrhundert hinein wurden demzufolge – besonders bei Tuberkulosekranken – Übertragungen von Tierblut auf den Menschen vorgenommen. Von 129 Transfusionen vom Tier auf den Menschen waren 62 tödlich ausgegangen, vor allem die mit Lammblut. Der Chirurg Richard von Volkmann aus Halle fasste die Therapieaussichten wie folgt zusammen: »Zur Übertragung von Schafblut gehören drei Schafe: Eines, dem man das Blut entnimmt, ein zweites, das es sich übertragen lässt, und dazu ein drittes, das die Übertragung ausführt.«

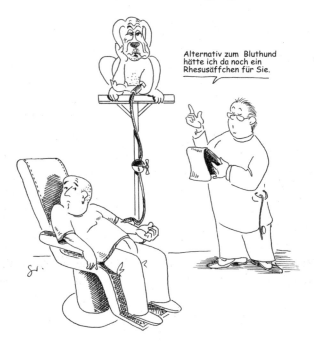

Alternativ zum Bluthund hätte ich da noch ein Rhesusäffchen für Sie.

SCHWEISS – Salz auf unserer Haut: Was unsere Kühlung mit Sex zu tun hat und warum man sich riechen können muss

Schweiß ist wohl die Flüssigkeit im Körper, die in der Lage ist, die widersprüchlichsten Gefühle auszulösen. Schweiß müffelt und kann Freunde und Arbeitskollegen vertreiben, andererseits ist er zuweilen ein unwiderstehlicher Sexuallockstoff, der den anderen schwach macht. Schweiß, und erst recht Schweißflecken, kombiniert mit Feinrippunterhemd und Schlabberhose aus Fallschirmseide gelten als Inbegriff des ungepflegten und unattraktiven Mannes. Ein paar Schweißperlen auf feinporiger Haut an einem fragilen Frauenhals hingegen können höchst erotisch wirken.

Schweiß ist einerseits der ausgepresste Saft nach harter Arbeit, übermenschlichen Anstrengungen, wie sie etwa Winston Churchill in seiner Blut-Schweiß-und-Tränen-Rede von seinen Landsleuten gefordert hat – Schweiß fließt aber auch im Liegestuhl am Pool, wenn der Sonnenschirm nicht richtig eingestellt ist oder der Butler zu wenig Luft zufächert.

Schweiß kann also bei härtester Fron wie bei höchstem Luxus fließen, bei Fieber, Angst und großer Gefahr. Er kann die Luft verpesten, aber auch nahezu geruchlos sein. Nicht zu schwitzen, gilt als ebenso krankhaft wie übermäßiges Schwitzen. Angesichts dieser vielen Gegensätze verwundert es kaum, dass sich manche Menschen den Extrakt aus den Schweißdrüsen des Moschusochsen ins Gesicht, hinters Ohr und aufs Dekolleté sprühen – um besser zu riechen. Die Drüsen des Tieres befinden sich übrigens nahe an seinem After.

Steckbrief

- Der menschliche Körper verfügt insgesamt über zwei bis fünf Millionen Schweißdrüsen, die auf fast allen Stellen der Haut zu finden sind. Die einzigen Hautpartien, die keine Schweißdrüsen enthalten, sind die Nagelbetten, die Ränder der Lippen, die Eichel des Penis und die Trommelfelle. Die Anzahl der Schweißdrüsen schwankt zwar von Mensch zu Mensch, doch direkt nach der Geburt sind sämtliche Drüsen angelegt.

- Die Anzahl der Schweißdrüsen pro Quadratzentimeter Haut ist je nach Körperregion unterschiedlich. Die ungefähre Verteilung: Handinnenfläche (370 bis 375), Fußsohle (360 bis 370), Handrücken (200 bis 205), Hals (175), Stirn (170), Rumpf (155), Arm (150 bis 250), Bein (80), Wange (75 bis 80), Rücken (55 bis 60), Po (55 bis 60), Nase (45 bis 50), Ohrmuschel (30 bis 40), Ohrläppchen (30 bis 40).

- Der Schweiß wird von Drüsen produziert, die besonders dicht an Händen, Füßen, im Achsel- und Genitalbereich verteilt sind. Er ist enorm eiweißreich und fettsäurehaltig. An die Oberfläche gelangt, verbindet er sich mit den an den behaarten Stellen des Körpers häufigen Coryne-Bakterien, wodurch Methylhexansäure entsteht – der Stoff, der »wie Schweiß« riecht. Erst die bakteriellen Abbauprodukte des Schweißes sind es, die unangenehm riechen, nicht der Schweiß selbst. Der Schweiß, der während sportlicher Betätigung entsteht, entwickelt deutlich weniger Geruch – auch wenn der Betreffende sich nicht sofort wäscht und nicht gleich die Kleidung wechselt.

- Auf Fußsohlen und Handinnenflächen des Menschen befinden sich besonders viele Schweißdrüsen. Diese dienen – anders als die übrigen Schweißdrüsen des Körpers – nicht zur Regulation der Körpertemperatur. Stattdessen ist es offenbar ihre Aufgabe, für eine bessere Haftung des nackten Fußes am Boden oder der Hand beim Greifen zu sorgen. Die Schweißproduktion an Füßen und Händen wird auch nicht vom sogenannten thermoregulatorischen Zentrum des Gehirns gesteuert. Stattdessen kontrolliert sie ein eigener Bereich des Hirns mit Hilfe des sympathischen Teils des vegetativen Nervensystems. Eine weitere Besonderheit besteht darin, dass weder Hände noch Füße Schweiß absondern, während der Mensch schläft. Wer im Bett liest und seine Beine unter einer Decke hat, dem fällt dies negativ auf: Die schwitzenden Füße kommen einem seltsam vor, da man dies im Bett nicht gewöhnt ist.

- Nur die sogenannten apokrinen Schweißdrüsen produzieren Ausdünstungen, die streng riechen können. Diese Drüsen sitzen beim Menschen vor allem in den Achselhöhlen. Anders als Sekretionen aus den ekkrinen Schweißdrüsen, enthält der Schweiß der apokrinen Drüsen auch Körperfette und Proteine. Diese sind für die Entstehung von Körpergeruch entscheidend, denn er ist das Abbauprodukt von Bakterien, welche diese Fette und Proteine zersetzen. Für die einen müffelt der dabei entstehende Geruch streng, auf die anderen wirkt er sexuell anziehend. Die potenziell verlockende Duftnote, die unter der Achsel entstehen kann, hat ihren Ursprung im Androstenon, das im Achselschweiß enthalten ist. Das ist ein Abbauprodukt des Sexualhormons Testosteron. Apokrine Schweißdrüsen bildet der Körper erst in der Pubertät aus.

- Schweiß aus ekkrinen Drüsen – der, der nicht stinkt – ist so etwas wie schwach konzentrierter Urin. Die Flüssigkeit besteht zu 99 Prozent aus Wasser, das restliche Prozent ist fast ausschließlich Natriumchlorid, also Kochsalz. Außerdem enthält Schweiß noch Harnstoff und Harnsäure sowie Spuren einiger anderer Stoffe, die sich zum Beispiel auch im Gift von Wespen und im Mief-Cocktail von Stinktieren befinden.

- Wenn der Mensch schwitzt, hat dies einen kühlenden Effekt. Er wird durch die Verdunstung des im Schweiß enthaltenen Wassers erzielt. Auf der Haut bleiben vor allem Salz und Harnstoff zurück – weshalb man sich nach schweißtreibendem Sport oft ziemlich klebrig fühlt. Das ist auch der Grund dafür, dass die Haut dann salzig schmeckt.

• Offenbar variiert die Anzahl der Schweißdrüsen zwischen verschiedenen Ethnien. So haben Menschen aus Korea so gut wie keine apokrinen Schweißdrüsen und deshalb auch einen nur sehr schwachen Körpergeruch. Chinesen und Japaner verfügen ebenfalls über eine nur geringe Zahl dieser Drüsen. Menschen mit weißer Hautfarbe haben deutlich mehr, während Afrikaner angeblich die meisten apokrinen Schweißdrüsen besitzen. Diesen Daten liegen allerdings Untersuchungen von fragwürdiger methodischer Qualität zugrunde.

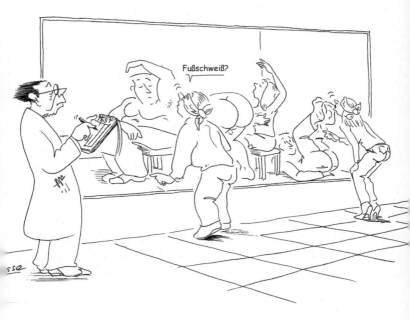

Rekorde

- Während des Schlafs gibt der menschliche Körper etwa einen Liter Schweiß ab – in jeder Nacht. Für die zwölf Prozent der Deutschen, die laut Umfragen nackt schlafen, bedeutet dies: Sie sollten ihre Bettwäsche häufiger wechseln als Menschen, die im Bett Nachthemd, Pyjama, Schlafanzug oder andere Kleidung tragen. Denn statt im T-Shirt landet der Schweiß bei den Nacktschläfern im Laken.

- Sportler schwitzen aus verschiedenen Gründen weniger als Nicht-Sportler. Zum einen, weil ihr Körper trainiert ist und sie für eine Anstrengung weniger Energie benötigen. Bei regelmäßiger körperlicher Betätigung stellt sich zudem der Stoffwechsel darauf ein, weniger Flüssigkeit und weniger Salze und Mineralstoffe an die Umgebung abzugeben und den Körper mit weniger Schweiß ausreichend zu kühlen. Trainierte haben zum anderen leistungsfähigere Schweißdrüsen als bewegungsfaule Büromenschen. Ihr Körper hat gelernt, mehr Schweiß freizusetzen, wenn es darauf ankommt. Ein Profifußballer kann in einem 90-minütigen Spiel vier bis fünf Liter Schweiß absondern. Gleichzeitig reduziert sich bei Sportlern die Menge an ausgeschwitzten Mineralstoffen – da der Körper diese nicht unbegrenzt ersetzen kann. Diesen Zusammenhang haben Wissenschaftler der amerikanischen Army Research Institutes nachgewiesen. Ein Wissenschaftler namens Troy Chinevere ließ dazu acht Männer zehn Tage lang schweißtreibende Anstrengungen durchstehen. Die Probanden mussten täglich eineinhalb Stunden lang bei 45 Grad Celsius auf einem Laufband trainieren. Chinevere fing den Schweiß auf und analysierte die Inhaltsstoffe. Die Körper der Männer hatten sich offenbar ans Schwitzen gewöhnt: Ihr Schweiß enthielt nach zehn Tagen wesentlich weniger Natrium, Calcium, Kupfer und Magnesium als nach dem ersten Hitze-Training.

Nutzwert

• Nonanal ist ein Aromastoff, der in Reis enthalten ist. Orangensaft enthält eine aromatische Substanz, die Decanal heißt. Beide Stoffe kommen aber auch in menschlichem Schweiß vor, vermutlich als Abbauprodukte von Mikroorganismen. Beim Menschen aktivieren Nonanal und Decanal sogenannte Pheromonrezeptoren. Sie gehören somit zur Gruppe der Pheromone. Das sind chemische Substanzen, welche die Partnerwahl beeinflussen können. Sie gelten als Sexuallockstoffe.

• Fingerabdrücke sind ein bewährtes Mittel der Kriminalistik, um Verbrecher zu überführen. Dabei beschränken sich Polizeitechniker nicht mehr nur darauf, Abdrücke der einzigartigen Hautlinien zu erfassen und abzugleichen. Mittlerweile verraten jene Rückstände, die den Abdruck ausmachen, auch einiges über den Menschen, der sie hinterlassen hat. So findet sich darin stets ein winziger Rest menschlichen Schweißes, den Kriminalisten mit technischen Methoden wie Massenspektrometern und

Fluoreszenzverfahren untersuchen können. Dabei lassen sich zum Beispiel Rückstände von Medikamenten oder Drogen nachweisen. Oder es lässt sich bestimmen, ob ein Vegetarier die Abdrücke hinterlassen hat, und sogar ob es sich um einen Menschen mit weißer oder schwarzer Hautfarbe handelt. Auf diese Weise werden wertvolle Hinweise zum Persönlichkeitsprofil eines möglichen Täters gewonnen.

• Der Mensch trägt kein Fell mehr auf seinem Körper, um besser schwitzen zu können – zumindest vermutet man dies als Grund, weshalb wir, anders als unsere Urahnen, keinen dichten Pelz tragen. Schweiß kühlt, indem er auf dem Körper verdunstet, und das ist auf glatter Haut am effektivsten. Für unsere Vorfahren in Afrika war dies ein überlebenswichtiger Vorteil: Um nachtaktiven Raubtieren aus dem Weg zu gehen, waren sie gezwungen, vor allem tagsüber auf der Suche nach Nahrung durch die Savanne zu streifen. Da war es oft heiß und dichte Körperbehaarung unpraktisch. Weniger Haare waren deshalb ein Überlebensvorteil, der sich im Laufe der Evolution durchsetzte. Nur auf dem Kopf war es sinnvoll, dichtes Haar zu tragen. Da der Mensch aufrecht geht, sind Kopf und Schultern dem UV-Licht der Sonne sonst schutzlos ausgesetzt. Eine Mähne aus langem Haar, die Schatten spendet, war da durchaus praktisch.

• In Achselschweiß ist Androstadienon, ein Testosteron-Abkömmling, enthalten. In einer Studie an der amerikanischen Universität Berkeley testeten Wissenschaftler, wie

Frauen auf diesen Stoff reagieren. Dabei zeigte sich, dass Probandinnen, die Androstadienon in männlichem Achselschweiß rochen, sexuell leichter erregbar waren. Ihr Hypothalamus, das hormonelle Steuerungszentrum im Gehirn, zeigte eine deutlich gesteigerte Aktivität. In ihrem Speichel ließ sich außerdem eine erhöhte Konzentration des Stresshormons Cortisol nachweisen.

Anekdotisches

- Laut griechischer Mythologie soll Kohl – ein gemeinhin als ordinär belächeltes Gemüse – aus dem Schweiß des Göttervaters Zeus entstanden sein.

- Geld stinkt nicht, sagt das Sprichwort – aber wer Münzgeld in die Hand nimmt, wird bestätigen: Es riecht doch, und zwar metallisch. Strenggenommen ist es jedoch nicht das Geld, das den Geruch verursacht, sondern der Hautschweiß, der in Kontakt mit den Münzen kommt und anschließend verdampft. Es sind Aldehyde und Ketone, die uns in der Nase kitzeln und für den metallischen Geruch sorgen. Die Schlüsselkomponente dieses olfaktorischen Eindrucks ist laut Wissenschaftlern aus den USA und Deutschland eine Substanz namens 1-Octen-3. Diese entsteht, wenn menschlicher Schweiß mit den Metalllegierungen der Münzen in Kontakt kommt. Im Schweiß sind sogenannte Lipidperoxyde enthalten, die von Eisen zersetzt werden, wobei schließlich die metallisch riechende Substanz entsteht.

- Schweiß ist ein Begriff aus der Jägersprache. Die Waid-
männer meinen damit jedoch etwas anderes, als das Wort
nahelegt. Schweiß wird das Blut des Wildes genannt, wenn
es aus einer Wunde quillt. Diese Bezeichnung geht angeblich auf den altnordischen Begriff »Sveiti« zurück, der sowohl Schweiß als auch Blut bedeuten kann. Die Spur, die
ein angeschweißtes, also blutendes Tier auf der Flucht hinterlässt, nennen Jäger Schweißspur oder Schweißfährte.

- Bei der seltenen Erbkrankheit Morbus Fabry ist der Fett-
stoffwechsel des Menschen gestört. Aufgrund eines En-
zymdefekts sammeln sich Lipide, das sind Fettpartikel, in
Blutgefäßen und anderen Geweben der Betroffenen an.
Die Fettsäuren lagern sich auch in den Schweißdrüsen
ein, die mit der Zeit ihren Dienst versagen. Menschen,
die an Morbus Fabry leiden, verlieren daher meist schon
im Kindesalter die Fähigkeit, zu schwitzen. Da die
Schweißdrüsen aber die Körpertemperatur regeln, ist dies
für die Betroffenen dramatisch. Heiße Sommer werden
für sie zur Qual, und schon eine geringe körperliche Anstrengung ist nahezu undenkbar.

- Um das Geheimnis der Körperausdünstungen zu lüften,
begannen Chemiker und andere Wissenschaftler im 18.
Jahrhundert, ihren Leib mit Glasröhrchen und anderen
Gerätschaften zu traktieren. Man sammelte Gase, die unter den Achseln entstanden, und rätselte, ob diese Ausdünstungen jenen des Darms entsprächen. Der niederländische Chemiker Jan Ingenhousz (1730–1799) widmete
sich zunächst den Ausdünstungen seiner Arme und war

von deren Geruch offenbar wenig angetan. Noch enttäuschter reagierte er, als er ein 19-jähriges Mädchen in eine Badewanne setzte und abermals sammelte, was ihr Körper ausschwitzte. Obwohl der Geruch junger Mädchen gemeinhin als lieblich galt, musste Ingenhousz feststellen, dass auch die Ausdünstungen des Mädchenleibs bisweilen streng riechen. Nachdem der Wissenschaftler ähnliche Versuche mit Kindern und Jugendlichen zwischen zehn und 19 Jahren, mit Männern zwischen 36 und 66 sowie einer Frau von 40 Jahren wiederholt hatte, meinte er das Rätsel gelöst zu haben: Die Körper entließen demnach eine Art Luftsäure – ein Gas, das der Körper zur Reinigung ausscheide.

- Die meisten Deodorants verringern nicht die Schweißproduktion. Sie enthalten Mittel, die Keime töten oder zumindest deren Vermehrung behindern sollen. Auf diese Weise sollen die Bakterien, die für unangenehme Körpergerüche verantwortlich sind, in Schach gehalten werden. Parfumstoffe, Schweißhemmer und Geruchsabsorber erledigen – zumindest den Versprechungen der Werbung zufolge – den Rest der Arbeit.

- Wer sich die Achselhaare regelmäßig rasiert, schwitzt deshalb auch nicht weniger als behaarte Menschen. Durch das Rasieren werden die Schweißdrüsen in der Haut der Achselhöhle ja nicht entfernt, sondern nur die herausstehenden Haare. Dafür bilden sich an den rasierten Achseln eher entzündliche Veränderungen der Schweißdrüsen, die zu Abszessen führen können.

- Katzen und Hunde haben so gut wie keine Schweißdrüsen und müssen deshalb zur Körperkühlung hecheln. Die wenigen Schweißdrüsen, über die ihr Körper verfügt, sitzen hauptsächlich auf den Ballen ihrer Pfoten.

- Die Inkas betrachteten das Edelmetall Gold als »Schweiß der Sonne«.

- Menschen, die sich um ihr Erscheinungsbild ungesund viele Gedanken machen, lassen sich häufig mit Botulinumtoxin (»Botox«) behandeln. Das Nervengift lähmt die Muskeln, indem es die Signalübertragung vom Gehirn oder zwischen den Nervenzellen unterbricht. Botox wird vor allem gegen Fältchen eingesetzt. Im Gesicht legt es die Muskeln lahm. Da die mimische Gesichtsmuskulatur – im Gegensatz zu allen anderen Muskeln im Körper – mit der Haut verwachsen ist, wird durch Botox das Gesicht starr und erscheint ebenso leblos wie faltenlos. Doch auch Menschen, die den Eindruck haben, dass Schweißflecken unter den Achseln nicht zu ihrem Lifestyle passen, lassen sich mit den teuren Spritzen behandeln. Botox lähmt nicht nur Muskeln, sondern auch Schweißdrüsen, und das bis zu einem halben Jahr.

- Angstschweiß steckt an: Die Psychologin Bettina Pause von der Heinrich-Heine-Universität Düsseldorf nahm bei Studenten Schweißproben, während diese ihre Diplomprüfung absolvierten. An diesem Schweiß ließ sie andere Probanden schnüffeln. Diese zeigten deutlich mehr Schreckreflexe.

Sitten und Rituale

- »Schließlich ist auf den deutlichen Anstieg der Geruchs-
neurosen in den entwickelten Gesellschaften hinzuwei-
sen«, schreibt die Geruchsforscherin Annick Le Guérer.
Die betroffenen Personen würden demnach unter der
Zwangsvorstellung leiden, schlecht zu riechen. Um dies
zu vermeiden, waschen sie sich ständig und benutzen in
übertriebenem Maße Körpersprays. Die verbreitete In-
toleranz gegenüber unangenehmen Gerüchen leistet der
Angst Vorschub, »ein abstoßendes Individuum und Opfer einer regelrechten moralischen und gesellschaftlichen
Missbilligung zu sein«, so die französische Wissenschaft-
lerin.

Kenner und Liebhaber

- Johann Wolfgang von Goethe war ein Liebhaber von ver-
schwitzter Wäsche. So gestand er, dass er der Frau von
Stein ein gebrauchtes Mieder gestohlen habe, um daran
riechen zu können, wann immer ihm danach war.

- Bei vielen Naturvölkern ist die Partnerwahl stark vom
Geruchssinn geleitet. Männer schnuppern unter den
Achseln der Frauen und an ihren Genitalien, um heraus-
zufinden, welcher Duft sie anspricht, bevor sie eine Dame
auswählen. Auch bei dem Naturvolk der Bayern waren
derartige Partnerschaftstests noch zu Beginn des 20. Jahrhunderts verbreitet. Auf ländlichen Volksfesten tanzten

und schuhplattelten die Männer und zogen sich, wenn sie erhitzt waren, ein Schweißtuch – ähnlich einem überdimensionalen Taschentuch – unter der schweißnassen Achsel hindurch. Interessierte Frauen konnten an dem befeuchteten Tuch schnuppern und sich auf diese Weise ein Bild von ihrem zukünftigen Partner machen. Oder auch auf die Schnelle feststellen, dass sie ihn nicht riechen konnten.

- Der Roman »Das Parfum« von Patrick Süskind ist mit weltweit 15 Millionen verkauften Exemplaren eines der erfolgreichsten Bücher überhaupt. Es handelt von der Bedeutung von Düften und Gerüchen für das Gefühlsleben und Miteinander der Menschen. Die Hauptfigur,

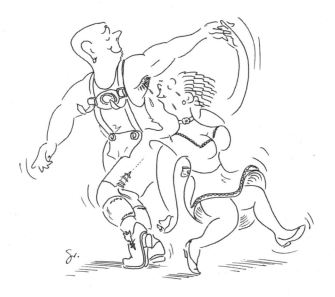

Jean-Baptiste Grenouille, verfügt über keinerlei Eigengeruch, besitzt aber einen ausgeprägten Geruchssinn. Die Ammen, die das Waisenkind zunächst aufnehmen, wollen es nicht behalten, da er »nicht riecht, wie Kinder zu riechen haben«.

- Regelmäßige Saunagänger schwitzen weniger als sporadische Besucher einer Sauna. Bei Sport, Hitze und anderen körperlichen Anstrengungen ist es allerdings bisher nicht erwiesen, dass starkes Schwitzen gesünder als mäßiges Schwitzen ist.

- Dass Schwitzen beim Essen gesund ist, wie von Schlemmern mit hochrotem Kopf gerne behauptet wird, entbehrt einer wissenschaftlichen Grundlage. Es spricht höchstens dafür, dass der Stoffwechsel bereits während des Mahls auf Touren gekommen ist oder dass die Nahrung besonders scharf zubereitet wurde.

- Ein weiterer Aspekt, warum Schwitzen als gesund gilt, hängt damit zusammen, dass dem Schwitzen eine reinigende Funktion zugeschrieben wird. Viele Menschen stellen sich vor, den Körper beim Schwitzen innerlich auszuwringen und dabei schädliche Stoffe abzusondern – innere Reinigung oder Entschlackung wird das in quasireligiöser Verklärung auch genannt. Zwar mag es befreiend wirken, durch die Frühlingsluft zu joggen, nachdem man am Abend zuvor in verrauchter Gesellschaft gezecht hat. Doch seinen Körper reinigt man damit nicht – das passiert höchstens während des Duschens danach.

- Ein dritter Grund dafür, dass Schwitzen als gesund gilt, könnte mit der Fieberreaktion bei grippalen Infekten und anderen Erkrankungen zusammenhängen. Solange das Fieber steigt, fühlt man sich heiß und elend. Setzt jedoch starkes Schwitzen ein, ist man zumeist auf dem Weg der Besserung. Denn die Schweißabsonderung und das Verdunsten der Flüssigkeit auf der Haut haben eine kühlende Wirkung – und das Fieber sinkt wieder.

- Trotz verschiedener Erklärungen für das positive Image des Schwitzens ist noch keine positive Wirkung auf die Gesundheit bewiesen. Schließlich gibt es sogar Krankheiten, bei denen die Fähigkeit zu Schwitzen eingeschränkt ist, wie es auch krankhaftes Schwitzen gibt, im Medizinerlatein: Hyperhidrosis. Oft wird keine Ursache für das extreme Schwitzen gefunden. Es kann aber auch bei Überfunktion der Schilddrüse, krankhafter Überproduktion von Wachstumshormonen und bei Frauen in den Wechseljahren vorkommen. Wer an Hyperhidrosis in Extremform leidet, traut sich kaum unter Menschen, weil sofort Hemd oder Bluse durchgeschwitzt ist. Gemeinschaftliche Aktivitäten sind erschwert: Jeder Händedruck ist nass. Beim Restaurantbesuch wird die Tischdecke feucht, wenn sich die Betroffenen mit den Armen auflehnen.

SPEICHEL – das Hochleistungssekret, das nicht nur im Mund zusammenläuft

Ihren Speichel behalten die Menschen in Gesellschaft üblicherweise bei sich. Tun sie es nicht, ist das in den meisten Kulturen ein Zeichen größter Abneigung – oder innigster Zuwendung. Jemanden zu bespucken, gilt als besonders derbe Form der Herabwürdigung und Missachtung. Unter Fußballern gibt es fast so etwas wie eine kleine Kultur-

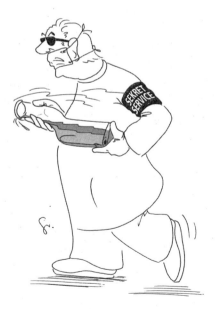

geschichte der Spucker und Bespuckten. Im zivilen Leben ist es fast genauso schlimm, vor jemandem auszuspucken und ihm direkt vor die Füße zu rotzen, wie jemanden gezielt anzuspucken. Beim Küssen werden hingegen freiwillig und manchmal mit erstaunlicher Ausdauer beträchtliche Mengen Speichel zwischen zwei Menschen übertragen, ohne dass Ekelgefühle aufkommen – im Gegenteil.

Speichel spielt nicht nur eine Rolle, um extreme Sympathie oder Antipathie zu zeigen. Auch für die Einstellung zum Essen und das Essen selbst spielt er eine wichtige Rolle. Das sprichwörtliche Wasser, das einem im Munde zusammenläuft, zeigt die Lust auf eine besonders appetitliche Speise an. Wer Speichel im Mund ansammelt, tut dies manchmal aber auch, um seine Abscheu auszudrücken und Ungenießbares schnell loszuwerden. Speichel kann schmerzlich vermisst werden, wenn der Brocken im Mund zu hart, zu zäh oder zu trocken ist. Läuft der Speichel hingegen beim Essen aus dem Mund, gilt das als ekelerregend. Ein beträchtlicher Teil der Sauberkeitserziehung bei Babys wird darauf verwendet, dass sie essen lernen, ohne dass der Speichel dabei aus dem Mund läuft.

Über den Speichel können zwar Infektionen übertragen werden, gleichzeitig schützt er den Körper vor Bakterien und anderen Erregern. Zudem ist Speichel wichtig, um Karies zu verhindern. Ist zu wenig »im Umlauf« oder wird er verdünnt, entstehen eher Löcher in den Zähnen. So ist etwa bei Krebspatienten, die bestrahlt werden, das Risiko für Karies erhöht. Das bekannteste Beispiel für eine zu starke Verdünnung des Speichels ist das Nursing-Bottle-Syndrom bei Kleinkindern. Die sogenannte Fläschchen-

Karies tritt auch auf, wenn die Nuckelflasche nur mit Wasser gefüllt ist.

Steckbrief

- Spucke ist das Produkt verschiedener Drüsen, die je nach Tageszeit, Bedarf oder Reiz einzelne Substanzen produzieren und zum Speichel mischen. Es gibt den Ruhespeichel, der zumeist zwischen den Mahlzeiten entsteht. Er ist eher dickflüssig und wird hauptsächlich von Unterzungen- und Unterkieferdrüse gebildet. Während des Essens ist der Speichel hingegen eher wässrig und wird vor allem von der Ohrspeicheldrüse gebildet – das ist jene Drüse, die bei Mumps entzündlich anschwellen kann.

- Einige Forscher widmen ihr Arbeitsleben dem Speichel, darunter David Wong von der Universität Los Angeles: 1425 verschiedene Proteine hat sein Team im Speichel gefunden.

- Zu 99,5 Prozent besteht Speichel aus Wasser. Die restlichen 0,5 Prozent sind anorganische Substanzen wie Chlorid, Phosphat, Kalium und Natrium. Die organischen Substanzen sind zum Großteil die sogenannten »Speichelmuzine«, das sind jene Proteine, die für die leichte Zähflüssigkeit des Speichels verantwortlich sind und dem Speichel auch Blutgruppeneigenschaften verleihen.

- Die Art einer Mahlzeit bestimmt die Zusammensetzung des Speichels und somit auch die Menge der jeweiligen Proteine. Je mehr Stärke gerade zerkaut wird, desto höher ist auch die Konzentration von Amylase in der Spucke. Dieses Enzym beginnt die Verdauung von stärkehaltigen Lebensmitteln bereits im Mund.

- Bei Menschen, die am Sjögren-Syndrom leiden, zerstört das körpereigene Abwehrsystem die Speicheldrüsen im Mund. Quälende Mundtrockenheit ist die Folge. Manche Patienten mit dieser Autoimmunerkrankung behelfen sich, indem sie sich mit einem Zerstäuber Olivenöl in den Mund sprühen.

- Ungefähr einen dreiviertel Liter Speichel produziert der Mensch innerhalb von 24 Stunden – früher dachten Wissenschaftler, dass es sogar 1,5 Liter Speichel wären. Das Rind, dem ständig der Sabber aus dem Maul tropft, gibt etwa 20 Liter Speichel täglich ab.

- Speichel enthält Natriumbicarbonat, kurz Natron. Sobald Speichel den Mund verlässt und Luft daran kommt, verwandelt sich dieser Stoff in Natriumcarbonat. Dadurch wird die Flüssigkeit trüb und bekommt jenen Anblick, den die meisten Menschen als ziemlich widerlich empfinden. Dazu tragen auch die vielen kleinen Luftbläschen bei, die im Speichel eingeschlossen sind.

- Der Mund gilt dem Menschen als Körperbereich größter Reinheit. Gleichzeitig ist er eine Intimzone, die aber nicht wie andere delikate Zonen durch Kleidung verborgen wird. Er enthält ekelerregende Sekrete, durch ihn wird Nahrung aufgenommen, mit dem Mund küssen wir andere Menschen – daher muss er besonders gepflegt werden.

- Von Mundbakterien produzierte Verbindungen und wie sie riechen:

Schwefelwasserstoff:	faule Eier
Methylmercaptan:	Fäkalien
Skatol:	Fäkalien
Cadaverin:	Leichen
Putrescin:	faules Fleisch
Isovaleriansäure:	Schweißfüße

- Wenn Menschen husten, fördern sie oft auch Sekrete aus ihren Lungen zutage. Dieser Husten wird deshalb in der medizinischen Fachsprache als »produktiv« bezeichnet. Wenn der Rotz, den manche Menschen aus der Tiefe ihrer Bronchien hervorholen, nicht nur dem Speichel gleicht, sondern gefärbt oder zähflüssig ist, können Ärzte aus der Beschaffenheit Rückschlüsse ziehen. Der Schleim, medizinisch als Sputum bezeichnet, ist bei manchen Krankheiten typisch verändert:

 – *Blutig, rötlich gefärbter Schleim* findet sich bei Tuberkulose-Kranken. Der sogenannte Bluthusten kann aber auch ein Zeichen für bösartige Erkrankungen wie Lungenkrebs sein.

 – *Rostfarbener Schleim* ist typisch für eine Lungenentzündung, die durch Pneumokokken ausgelöst wurde, eine Bakterienart.

– *Grüngelber Schleim* spricht für eine Entzündung mit Bakterien, die Eiter produzieren.

– *Weißlich durchsichtiger Schleim* kommt zumeist bei viralen Entzündungen vor.

Nutzwert

• Beim Niesen verteilen sich Millionen feine Tröpfchen Speichel in der Luft, und etwas Nasensekret dürfte auch dabei sein. Diese Tröpfchen beschleunigen auf Geschwindigkeiten von bis zu 160 Kilometern pro Stunde – die größte Geschwindigkeit, die der menschliche Körper zu leisten imstande ist. Dadurch verbreiten sich die kleinen Speicheltröpfchen so gründlich, dass sie sich auf allen Oberflächen verteilen, die in Reichweite sind. Andere Menschen atmen den Speichel unwillkürlich ein und können sich – daher der Begriff Tröpfcheninfektion – mit allerlei Krankheiten anstecken, je nachdem, woran der Niesende leidet. Ärzte schätzen, dass dieser Infektionsweg über Entfernungen von drei Metern Luftlinie funktioniert – allerdings nur, wenn der andere gerade anfällig für die Ansteckung ist. Wessen Immunsystem robust ist, der steckt sich auch nicht an, wenn er geküsst wird.

• Offenbar infizieren sich viele Menschen beim Niesen selbst, und zwar, indem sie die Hände vor den Mund halten. All die Viren und Keime, die sonst durch die Luft geflogen wären (zumindest ziemlich viele von ihnen) landen auf den Handflächen. Von dort führt der Weg

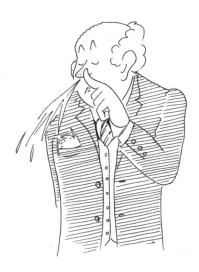

rasch zurück in den eigenen Körper, oft schon beim nächsten Stück Brot – von der Hand in den Mund.

- Der Sinn des Niesens besteht darin, Staub und andere kleine Fremdkörper aus der Nase zu schleudern – so ist es auch die Nasenschleimhaut, die Nieser auslöst, wenn sie gereizt wird.

- Küssen ist das bessere Zähneputzen: Der Speichelfluss wird dadurch angeregt, was wiederum Zahnbelag verringert. Die Sache hat nur einen Haken: Beim Küssen werden auch Kariesbakterien ausgetauscht.

- Speichel spielt an vielen Orten der Welt bei der Herstellung von Bier eine wichtige Rolle. In Peru und anderen

Ländern der Andenregion wird ein alkoholisches Getränk aus Mais gebraut, das Chicha. Traditionell wurden dazu Fladen aus Maismehl von den Frauen so lange gekaut, bis das Brot von Speichel durchtränkt war. Enzyme, die im Speichel enthalten sind, verwandeln Stärke aus dem Mais rasch in Zucker, der in einem natürlichen Prozess schnell zu Alkohol vergärt. Schon die Inkas bereiteten Bier auf diese Weise zu. Auch aus anderen Regionen der Welt ist die speichelintensive Art der Bierherstellung bekannt. Im Amazonasbecken brauen Angehörige des Volkes der Shuar ihr Bier aus Maniok. In manchen Regionen Afrikas wird Hirse gekaut und zu Bier vergoren. In Ostasien diente einst Reis als Grundbestandteil solcher »Kaubiere«.

• Ohne Speichel würde das Essen zur Qual. Nahrung ohne Speichelfluss zu schlucken, ist so gut wie unmöglich. Die Säure mancher Früchte brennt fürchterlich an wundem Zahnfleisch. Ohne Speichelproduktion würden die Lippen aufeinanderkleben. Selbst zu sprechen, fiele mit einem ausgedörrten Mund schwer. Mit einem Mund wie Wüstensand ist es kaum möglich, nachts ruhig zu schlafen.

• Spucke verdünnt hohe Zuckerkonzentrationen. Andernfalls würde zum Beispiel die geballte Süße aus einem Schokoriegel den Zahnschmelz heftig angreifen. Ähnlich ist es bei besonders sauren Speisen oder Getränken. Dass diese den Speichelfluss stark anregen, hat ebenfalls seinen Grund: Sogenannte Puffersubstanzen in der Spucke reduzieren die aggressive Wirkung etwa der Fruchtsäure aus einem Apfel.

- Speichel enthält Kalzium. Für den Erhalt der Zähne, die ständig im Speichel baden, ist das förderlich. Die Konzentration des Minerals ist so hoch, dass es auskristallisieren müsste. Dennoch knirschen keine Kalziumkrümel zwischen den Zähnen. Das ist nur möglich, weil hilfreiche Eiweißstoffe das Kalzium binden und gleichzeitig dafür sorgen, dass es sich auf den Zähnen ablagern kann und diese auf ganz natürlichem Weg remineralisiert werden. Fehlt Spucke, ist dies an schlechten Zähnen ablesbar – das Gebiss zerbröselt regelrecht.

- Die sogenannten Speichelmuzine geben dem Speichel seine zähe Konsistenz. Diese Schleimstoffe schaffen es zusammen mit dem hohen Wasseranteil im Speichel, sogar aus einem staubtrockenen Knäckebrot einen nassen Nahrungsbrei zu machen, der sich schlucken lässt. Die Muzine – jeder Mensch hat leicht unterschiedliche Schleimstoffe in seinem Rachen – schützen außerdem die Schleimhäute, indem sie Mundhöhle, Zunge und Zähne mit einem hauchdünnen Film überziehen. Bakterien, Viren und Pilze finden so weniger Angriffspunkte. Den fast 500 verschiedenen erwünschten Bakterien hingegen, die einen Durchschnittsmund bewohnen, überreichen die Muzine gleichsam eine Einladungskarte, und zwar indem sie den Mininützlingen Kontaktstellen bieten.

- Bei Speichelmangel, schlechter Zahnpflege oder einer Vorliebe für Süßigkeiten können die Muzine ihre Wächterfunktion nicht mehr ausreichend erfüllen: Dann gewinnen Kariesbakterien, Hefepilze und andere unerwünschte Gäste die Überhand.

- Die menschliche Spucke enthält Proteine, die auch Keime namens Helicobacter pylori binden. Diese Mikroben wimmeln durch so manchen Mund und können im Magen Geschwüre auslösen – falls die kleinen Wächter im Speichel sie dorthin lassen und man empfindlich auf sie reagiert.

- Speichel ist die erste Substanz, die noch vor Magensaft, Bauchspeicheldrüsen-, Dünndarmsekret und Gallenflüssigkeit an der Verdauung beteiligt ist. Ein Standard-Lehrbuch der Biochemie beschreibt die Funktion des Speichels herrlich technokratisch – Speichel soll demnach »die aufgenommene und zerkleinerte Nahrung durchfeuchten, gleitfähig machen und für den Schluckakt vorbereiten«.

- Beim Speicheltest wird nicht die DNS aus dem Speichel bestimmt – der Speichel selbst enthält keine Erbsubstanz. Vielmehr sind es abgeschilferte Zellen der Mundschleimhaut, die sich im Speichel finden und zur DNS-Analyse verwenden lassen. Deshalb wird mit einem Watteröhrchen auch an der Innenseite der Wange gerieben, um Erbmaterial zu gewinnen.

- Unter den Eiweißstoffen im Speichel ist ein schmerzstillendes Opiorphin nachgewiesen worden, das vermutlich den Abbau körpereigener Opiate hemmt, die an der Schmerzwahrnehmung beteiligt sind und zur Linderung von Beschwerden beitragen.

- Speichel hat neben den Muzinen gleich mehrere Bestandteile, die helfen, Viren und Bakterien abzuwehren. Zum einen enthält Speichel Antikörper vom Typ IgA. Damit können eindringende Mikroorganismen unschädlich gemacht werden. Zweitens enthält Speichel, wie auch Tränenflüssigkeit, ein Enzym namens Lysozym. Dieses Enzym kann die Zellwände vieler Bakterien zerstören. Die dritte krankheitshemmende Eigenschaft des Speichels beruht auf Eiweißbestandteilen des Speichels. Sie dienen vielen Viren als Andockstelle – etwa den typischen Grippeerregern. Weil sich die Viren bereits im Mund an die Speichelpartikel binden, dringen sie nicht weiter in den Körper vor. Speichel ist also gleich in mehrfacher Hinsicht krankheitshemmend.

- Noch ein weiterer Wirkstoff im Speichel kann Bakterien vom Körper fernhalten: Histatin. Zusätzlich fördert Histatin die Wundheilung. Forscher entdeckten – zumindest bei Mäusen – Wachstumsfaktoren wie NGF (Nervenwachstumsfaktor) im Speichel, die erklären könnten, warum Histamin die Wundheilung unterstützt. Diese Wachstumsfaktoren tragen dazu bei, dass die defekte Stelle schneller wieder zuwächst. Deshalb wird Speichel auch zur provisorischen Wundreinigung und Desinfektion verwendet – die Menschen lecken sich buchstäblich ihre Wunden.

- Wegen der ebenfalls im Speichel enthaltenen Mundflora, wie man die Gesamtheit der im Mund vorhandenen Bakterien nennt, ist Speichel nur bei der Selbstversorgung unbedenklich. Der körpereigene Speichel ist individuell auf die Essgewohnheiten abgestimmt und kann bei anderen Menschen zu einer lebensbedrohlichen Blutvergiftung führen. Aus diesem Grund gelten Bisswunden – auch von Menschen – als besonders verschmutzt und heilen oft nur schlecht.

- Zeitweise verstärkter Speichelfluss entsteht zumeist durch äußere Einflüsse. Werden verschiedene Nerven gereizt – Geschmacksnerven oder Tastnerven in der Mundhöhle, aber auch Geruchsnerven oder Magen-Darm-Nerven –, kann dies vermehrten Speichelfluss auslösen. Speichel hilft nicht nur dabei, Nahrung aufzunehmen. Über den Speichel werden auch Substanzen ausgeschieden, etwa Medikamente wie Morphin. Aber auch Schwermetalle wie Silber, Quecksilber und Blei können über den Speichel den Körper wieder verlassen.

- Ohne Speichel leidet der Geschmack eines Lebensmittels. Dies ist einer der Gründe, warum Senioren häufig die Lust am Essen verlieren: Im Alter bilden viele Menschen weniger Speichel – die Nahrung wird nicht mehr ausreichend durchfeuchtet, weshalb weniger Geschmackseindrücke wahrgenommen werden können. Trockene

Nahrung kann die Geschmacksknospen im Mund nicht im gleichen Maße stimulieren.

Anekdotisches

- Für einen Menschen, der Speichel für besonders ekelerregend hält, reicht in der Regel schon das Geräusch, wenn sich ein Mensch räuspert oder ausspuckt, um sich kräftig zu schaudern.

- Schmatzen ist für manche Menschen deshalb eklig, weil es die Vorstellung von zerkleinerten Speiseresten vermischt mit Speichel hervorruft.

- Ja, es ist wahr: Lamas spucken, wenn sie richtig sauer sind. Die Tiere gehören zur Familie der Kamele, die übrigens ebenfalls zur Selbstverteidigung Speichel durch die Luft schleudern können. Gemeinsam ist den speichelnden Tieren auch, dass sie dabei meist auf die Augen ihres Opfers zielen.

- Menschen kauen ihre Nahrung meist bevorzugt auf einer Seite ihres Mundes. Wo sie Wasser, das im Munde zusammenläuft, wirklich einsetzen, ist einfach: Linkshänder eher auf der linken Seite und Rechtshänder – ja, richtig – auf der rechten Seite.

- In China wurde immer wieder vergeblich versucht, das Spucken in der Öffentlichkeit auszurotten. Nicht mal

Warnhinweise halfen, die darüber aufklärten, dass in der Spucke Bakterien übertragen würden, die wiederum zu einer Halsreizung führten, die einen großen Spuckreiz nach sich zögen. Ein Kreislauf, aus dem man bis heute nicht herausgekommen ist.

- Mundgeruch wird nur teilweise von Inhaltsstoffen des Speichels bestimmt. Es ist allerdings nicht so leicht, ihn bei sich selbst wahrzunehmen. Wer seinen Mundgeruch überprüfen will, haucht dazu in die Hand und hält sie sich so vor den Mund, dass ein eventueller Geruch in die Nase aufsteigen würde. Soweit die Theorie. In der Praxis funktioniert dies jedoch nicht – beziehungsweise nur, wenn der aktuelle Geruch stark vom sonstigen Eigenduft abweicht. Da der Mensch seinen eigenen Mundgeruch ständig einatmet, gewöhnt er sich daran und nimmt ihn nicht oder nur abgeschwächt wahr. Das gleiche Phänomen ist die Erklärung dafür, dass die meisten Menschen es nicht bemerken, wenn sie nach Schweiß riechen. Sie sind ihre eigene Duftmarke ja gewohnt.

- Professionelle Weintester und Sommeliers spucken den Wein bei Proben meist wieder aus. Davor blähen sie oft ihre Backen und lassen den Wein im Mund hin und her laufen. Das gleicht dem Vorgang des Mundausspülens nach dem Zähneputzen. Dass sie die guten Weine in einen Kübel spucken, liegt daran, dass Wein trotz allem Getue noch immer ein alkoholisches Getränk ist. Ein Sommelier, der regelmäßig 50, 60 oder sogar 100 Weine probieren muss, ist also gut beraten, selbst die guten Tropfen nicht runterzuschlucken, wenn er nicht in kurzer Zeit zum Alkoholiker werden will.

- Über wenige Krankheiten existieren so viele Mythen wie über Aids. Besonders zu den Möglichkeiten der Ansteckung gibt es erstaunliche Theorien. Nachgewiesen ist, dass eine Ansteckung mit HIV durch Geschlechtsverkehr und Blutübertragung möglich ist, wobei HI-Viren deutlich weniger infektiös sind als etwa das Hepatitis-B-Virus, das Leberentzündungen verursachen kann. Aids wird jedoch nicht durchs Küssen – und damit kaum über den Speichel – übertragen. In der Fachliteratur ist kein Fall bekannt, wonach jemand durch intensives Küssen angesteckt worden wäre. Zwar wird immer wieder darauf hingewiesen, dass nach einer Zahnoperation oder bei starkem Zahnfleischbluten eine Übertragung möglich sei, praktisch kam dies bisher jedoch noch nicht vor. Gleiches gilt für das gemeinsame Benutzen von Geschirr oder das Trinken aus demselben Glas. Außerhalb des Körpers und außerhalb von Körperflüssigkeiten oder speziellen Nährmedien sind HI-Viren nicht überlebensfähig. In der Fachliteratur sind Fälle dokumentiert, in denen ein HIV-Infizierter jemanden gebissen hat. Meist handelte es sich um Gefängnisinsassen, die Polizisten oder das Aufsichtspersonal bissen. Auch wenn es durch den Biss zu Fleischwunden kam, ist keiner der Gebissenen in der Folge an HIV erkrankt. In Schwimmbädern besteht ebenfalls keine Gefahr der Infektion, auch nicht wenn man Wasser schluckt. Das Wasser ist so stark gechlort und desinfiziert, dass hier kaum ein Keim überlebt – erst recht nicht die HI-Viren.

Prominente Spucker und ihre Opfer

- Das Modell Naomi Campbell sorgt immer wieder mit Wutausbrüchen für Aufsehen. Sie verprügelt ihre Assistentinnen schon mal mit dem Telefonhörer. Im April 2008 legte sich die Britin wegen eines verlorengegangenen Gepäckstücks mit Mitarbeitern der Luftlinie British Airways an. Im Laufe ihres cholerischen Anfalls habe sie Sicherheitskräfte bespuckt, berichteten Augenzeugen.

- Der niederländische Fußballspieler Frank Rijkaard sicherte sich in Deutschland auf ewig den Spitznamen »Lama«. Der defensive Mittelfeldspieler spuckte Rudi Völler im WM-Achtelfinale 1990 in Italien in die graugewellte Tante-Käthe-Frisur. Der Schiedsrichter hatte von der Spuckattacke nichts mitbekommen – Völler flippte aus, es kam zu einem Handgemenge, worauf beide Spieler die Rote Karte sahen. Deutschland gewann 2 : 1.

- Der Fußballspieler Amadou Culibaly spuckte im August 2004 bei einem WM-Qualifikationsspiel gegen die Demokratische Republik Kongo dem Schiedsrichter ins Gesicht. Der Nationalspieler Burkina Fasos war mit einer Elfmeter-Entscheidung unzufrieden und äußerte seinen Unmut ebenso feucht wie drastisch. Coulibaly sah daraufhin die Rote Karte und wurde für 18 Monate gesperrt.

- Ein Schweizer Fußballspieler bespuckte bei der Europameisterschaft 2004 seinen englischen Gegenspieler Steven

Gerrard. Trotz eindeutiger Fernsehbilder leugnete der Schweizer das Vergehen mit der Begründung: »Ich habe ihn nicht bespuckt, ich habe ihn als Hure beschimpft.«

- Bei der Fußball-Weltmeisterschaft 1998 mussten Mannschaftskollegen den Spieler Jens Jeremies zurückhalten. Der Serbe Siniša Mihailovic hatte ihm – vom Schiedsrichter unbemerkt – eine mächtige Spucksalve in den geöffneten Mund gerotzt.

- Italiens Mittelfeldspieler Francesco Totti speichelte seinen dänischen Gegenspieler Christian Poulsen bei der Europameisterschaft 2004 gleich dreimal mit Absicht an. Kaum einen Tag später verbreitete sich im Internet ein Computerspiel mit dem Namen »Sputa con Totti« (Spucken mit Totti).

- Im Wachsfigurenkabinett Madame Tussauds in London steht seit 1933 eine Figur von Adolf Hitler. Die Wachsnachbildung des Diktators war fast 70 Jahre lang hinter einer Glasscheibe geschützt: Keine andere Figur wurde so oft angespuckt wie Hitler. 2002 wurde die Nachbildung des Despoten hinter seinem Spuckschutz hervorgeholt, der Terrorist und Al-Qaida-Führer Osama bin Laden hatte seine Rolle als meistgehasstes Ausstellungsstück und Spuckefänger übernommen.

- Normalerweise kaue er keinen Tabak, erklärte der nicht namentlich genannte Mann der Presse, aber an diesem Tag habe es sein müssen. Der Veteran des Vietnamkriegs beförderte den Saft des Kautabaks zusammen mit seinem Speichel im April 2005 in das Gesicht von US-Schauspielerin Jane Fonda. Diese hatte den Vietnamkrieg während der 1960er und 1970er Jahre stets scharf kritisiert und habe ihrerseits Soldaten – zumindest im übertragenen Sinne – ins Gesicht gespuckt, schäumte der Veteran.

- Im US-Bundesstaat Oklahoma gilt es als Schwerverbrechen, einen Polizisten anzuspucken. Im Höchstfall kann eine lebenslange Strafe verhängt werden. Das Gesetz wurde 1996 verabschiedet und sollte verhindern, dass Staatsdiener mit HIV infiziert würden – was medizinisch ziemlich unwahrscheinlich ist. Dass dieses Gesetz tatsächlich angewendet wurde, musste 2003 der wegen Vergewaltigung und Raub bereits vorbestrafte John Carl Marquez feststellen. Der Mann hatte eine Frau angegriffen und ihr den Arm gebrochen. Bei der Verhaftung spuckte er einem Polizisten ins Gesicht. Der Angriff auf die Frau hätte ihm höchstens ein Jahr Gefängnis gebracht, wegen der Spuckattacke verurteilten ihn die Geschworenen jedoch zu lebenslanger Haft.

Sitten und Rituale

- In Indien gab es in einigen Regionen die Überzeugung, dass eine juckende Nase bei einem Kind ein übles Zeichen sei. So kündige sich eine Krankheit an, glaubte man und hatte ein seltsames Gegenmittel ersonnen: Dem

Kind wurde mit einem Schuh auf die Nase gehauen, anschließend spuckte man auf das Kleine.

- Die Römer glaubten, dass man traurige Gedanken bannen könne, indem man sich mit einem mit Spucke angefeuchteten Finger hinter dem Ohr kratze.

- In Nordirland mussten Reiter, die ihr Pferd laut gelobt hatten, das Tier bespucken, um Unglück zu verhindern.

- Fußballer spucken ziemlich häufig auf den Rasen, und der Psychologe Heinz-Georg Rupp hat sich der Frage angenommen, warum sie das tun. Generell sei Spucken als »Befreiung von Blockaden« zu verstehen, vermutet er. Oft gingen dem sportlichen Auswurf negative Ereignisse voraus, etwa eine ausgelassene Torchance oder eine Schiedsrichterentscheidung, mit der der Spieler nicht einverstanden war. Wenn ein Spieler auf den Boden spuckt, sei das als »orale, aber nonverbale« Meinungsäußerung – meistens negativer Art – zu verstehen, argumentiert Rupp. Oft sei es die erste Handlung eines eingewechselten Spielers, den Rasen mit seinem Körpersekret zu befeuchten. Diese Aktion stünde unter dem Motto: »Jetzt will ich das Spiel befruchten«, sagte Rupp einmal der *Zeit*. Der ausgewechselte Spieler spuckt meist ebenfalls als letzte Handlung noch einmal auf den Rasen, bevor er sich an die Seitenlinie trollt.

- Gespuckt wird auf Fußballplätzen in der ganzen Welt – Verhaltensforscher der spanischen Universität in Gijon haben in einer Langzeitstudie außerdem festgestellt, dass Fußballer unabhängig von Alter, sozialer Herkunft und ihrem sozialen Status Speichel aus ihrem Rachen befördern. Die spanischen Wissenschaftler beobachteten jedoch einen Nord-Süd-Unterschied: Je weiter südlich die Spieler kickten, desto häufiger wurde auf das Feld gerotzt. Es gebe darüber hinaus ein national typisches Spuckverhalten mit eigentümlichen Flugkurven, erklärten die spanischen Wissenschaftler: Der Deutsche befördere seinen Speichel zielstrebig und geradlinig aus dem Mund; der Österreicher werfe mit erhobenem Haupt aus und sorge dafür, dass sein Speichel im hohen Bogen fliege; Fußballer aus Italien seien eher die Balletttänzer unter den Spuckern, sie seien auch beim Speichelauswurf um eine gute Figur bemüht.

- In Großbritannien spielte Spucken in den 70er Jahren eine wichtige Rolle in der Punk-Bewegung. Während Punk-Konzerten gehörte es damals zum festen Ritual, die Musiker auf der Bühne anzuspucken. Das ganze wurde Spitting oder Gobbing genannt.

- Bei den Massai in Westafrika ist es angeblich Brauch, sich zur Begrüßung und zum Abschied als Zeichen besonderer Ehrerbietung gegenseitig anzuspucken. Der Film »Ace Ventura – Jetzt wird's wild« mit Jim Carrey greift diese Geschichte zumindest auf und macht sich darüber lustig.

- In Singapur wird Spucken in der Öffentlichkeit hart bestraft: Bis zu 1000 Dollar Strafe drohen – auch und gerade dann, wenn man einen Kaugummi mit ausspuckt.

Kunst

- Das Publikum im Museum of Modern Art in New York war nicht einverstanden mit den ausgestellten Werken. Im Jahr 1965 zeigte dort die Fotografin Diane Arbus ihren Blick auf die amerikanische Gesellschaft. Ihr Fokus richtete sich auf tragische Figuren am Rande des Gemeinwesens: Nudisten, Prostituierte, Transvestiten, verarmte und verelendete Menschen, Personen, die Fehlbildungen hatten oder geistig behindert waren. Abends, nachdem das Museum of Modern Art wieder geschlossen war, mussten Wärter regelmäßig Rahmen und Fotos abwischen. Empörte Besucher hatten die Werke bespuckt. Ihr Speichel besudelte das, was nichts mit ihrem American Way of Life zu tun haben sollte.

- Der Künstler Tom Friedman hat bereits allerlei Dinge zur Kunst erklärt, die sich dem Laien nicht unmittelbar als solche zu erkennen geben, unter anderem ein leeres Blatt Papier, das er angeblich zwischen 1992 und 1997 insgesamt 1000 Stunden lang angestarrt hat. Außerdem gehört zu seinen Werken ein großer rosaroter Klumpen aus 1500 Kaugummis, die der Künstler selbstverständlich mit den eigenen Zähnen durchgekaut und mit der eigenen Spucke befeuchtet hat.

- Speichel kann zur Erhaltung von Kunstwerken verwendet werden. Dazu werden Wattetupfer mit Speichel befeuchtet, mit denen man vorsichtig dünne Staub- und Dreckschichten von Kunstwerken abtragen kann.

Kenner und Liebhaber

- Jedes Jahr werden zahlreiche Wettbewerbe und sogar Weltmeisterschaften ausgetragen, bei denen es darum geht, etwas so weit wie möglich zu spucken. In Frankreich ist Alain Jourden mehrfacher Weltmeister im Strandschnecken-Weitspucken. Der Bretone befördert die Bigorneau genannten und als Delikatesse geschätzten Tiere mehr als zehn Meter weit. In Düren in Nordrhein-Westfalen wird seit 1974 jedes Jahr während des Volksfestes Annakirmes die Weltmeisterschaft im Kirschkern-Weitspucken veranstaltet. Den Weltrekord (21,71 Meter) hält der siebenmalige Weltmeister Oliver Kuck aus Oberhilbersheim bei Bingen seit dem Jahr 2003. Das Guinness-Buch der Rekorde führt hingegen eine Rekordweite von 29,12 Metern im Kirschkern-Spucken. In Südafrika werden seit 1994 regelmäßig Weltmeisterschaften im Kudu-Dung-Weitspucken veranstaltet. Kudus sind eine Antilopenart, die kleine harte Köttel kacken, die sich offenbar gut und gezielt spucken lassen. Den Weltrekord hält Shaun van Rensburg mit einer Weite von 15,56 Metern. Die Besonderheit an diesem Wettbewerb ist, dass die Weite von dem Ort ermittelt wird, wo die Kudu-Kacke liegen bleibt, und nicht dort, wo sie den Boden zum ersten Mal berührt. In London wurden ebenfalls schon Tierdung-Spuckwettbewerbe ausgerichtet. Im australischen Queensland werden hingegen regelmäßig Olivenkern-Weitspuck-Wettbewerbe veranstaltet. In Neuseeland spuckt man in Cromwell sowie in Otago ebenfalls regelmäßig Kirschkerne, wie auch in vielen anderen Orten der Welt. In Pardeeville im US-Bundesstaat Wisconsin sind es die Kerne von Wassermelonen, die so weit wie möglich befördert werden. Die Liste der Spuck-Wettbewerbe ließe sich endlos verlängern.

OHRENSCHMALZ – Eindringlinge haben im Gehörgang keine Chance

Ohrenschmalz gehört zu den verkannten Produkten des Körpers. Es wird als eklig, dreckig und weitgehend nutzlos angesehen. Den meisten Menschen fällt es nur auf, wenn es überhandnimmt und sie es entfernen müssen. Dabei hat Ohrenschmalz verschiedene nützliche Eigenschaften, es ist beispielsweise ein Schutz gegen Bakterien. Dennoch gibt es nur wenige Wissenschaftler, die Ohrenschmalz zu ihrem Forschungsgebiet gemacht haben. Schade eigentlich.

Dafür sind die Laienforscher im Alltag dem Ohrenschmalz etwas näher gekommen und haben erstaunliche Eigenschaften des cremigen Talgs entdeckt. Überlebenskünstler empfehlen den Stoff zur Pflege von Munition, häuslich orientierte Menschen sehen es eher als naturnahe Möbelpolitur.

Bei Walen kann man am Ohrenschmalz das Alter bestimmen, die Animationsfigur »Shrek« benutzte es sogar als Wachsersatz. Auch Künstler haben Ohrenschmalz als dankbares Material für sich entdeckt. Viele Gründe also, sich zweimal zu überlegen, ob man der Aufforderung »Wasch dir mal die Ohren« tatsächlich nachkommen sollte.

Steckbrief

- Ohrenschmalz wird auch als Zerumen (oder Cerumen) bezeichnet. Es ist eine gelblich bräunliche, fettige, bittere Absonderung der Ohrenschmalzdrüsen.

- Am äußeren Gehörgang eines Menschen befinden sich ungefähr 2000 leicht veränderte Schweißdrüsen, die Ohrenschmalzdrüsen. Sie ähneln den Talgdrüsen und sondern aber keinen Schweiß oder Talg ab, sondern laden Ohrenschmalz im Gehörgang ab.

- Ohrenschmalz ist eine Mischung aus verschiedenen zähen talgähnlichen Substanzen. Es enthält Squalen, Lanosterol und Cholesterin – Stoffe, die sich auch in Talg finden.

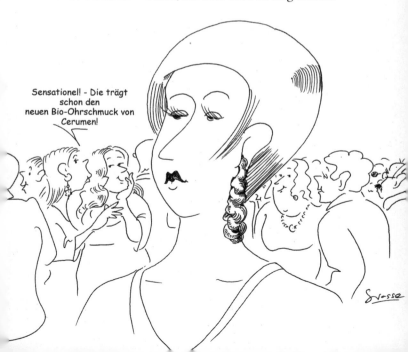

- Ohrenschmalz gibt es bei allen Säugetieren. Es befeuchtet die Haut im Gehörgang und dient der Entfernung von Staub, Schmutz, abgestorbenen Hautzellen und Fremdmaterialien aus dem Ohr. Es enthält Lysozym und andere Substanzen, die Bakterien bekämpfen sowie Insekten davon abhalten sollen, in den Gehörgang vorzudringen. Fehlt dieser Schutz durch häufiges Waschen oder Schwimmen, kann dies zu Ohrenschmerzen und Entzündungen führen.

- Der Schutz, den Ohrenschmalz vor Erregern bietet, ist enorm. In neueren Studien zeigte sich, dass Zerumen bis zu 99 Prozent der bakteriellen Erreger vom Typ Haemophilus influenzae, Staphylococcus aureus und Escherichia coli fernhalten kann und auch für Pilze oft eine unüberwindbare Barriere darstellt.

- Das Ohrenschmalz ist neben der Galle unter den Sekreten des Menschen das einzige, das stark bitter schmeckt.

- Ohrenschmalz existiert beim Menschen in trockener und feuchter Form. Der feuchte Typ ist hellbraun oder dunkelbraun und klebrig. Dieser Typ ist am weitesten verbreitet, da er genetisch dominant über die trockene Variante ist. Die trockene Variante ist in Europa wenig verbreitet, bei Nordostasiaten und den Ureinwohnern Nordamerikas ist sie häufiger. Die Zusammensetzung des Ohrenschmalzes wird hauptsächlich über das Gen ABCC11 gesteuert. Angeblich entscheidet der Unterschied in einer Basensequenz darüber, ob Ohrenschmalz klebrig feucht oder trocken und krümelig ist.

- Das Zerumen kann den Gehörgang bei Überproduktion völlig verschließen und zu plötzlicher Schwerhörigkeit führen. Auch unsachgemäße Reinigung, etwa mit Wattestäbchen, kann zur Bildung solcher Pfropfen führen. Sie werden vom Arzt mit warmem Wasser herausgespült oder mit Luft aus dem Ohr gesaugt.

- Ohrenschmalz fällt normalerweise in kleinen Krümeln aus dem Gehörgang, und zwar meistens dann, wenn wir gähnen, etwas schlucken oder kauen.

Rekorde

- Menschen, die in städtischen Gegenden leben, in denen die Luft sehr dreckig ist, produzieren im Durchschnitt mehr Ohrenschmalz als Menschen auf dem Land.

- »Dreckige Ohren« haben in den seltensten Fällen etwas mit mangelnder Hygiene zu tun. Die Menge des produzierten Ohrenschmalzes variiert sogar innerhalb einer Familie erheblich.

Nutzwert

- Ohrenschmalz schützt das Trommelfell und das Innenohr vor der Besiedlung mit Keimen. Es hat antibakterielle Eigenschaften. Zudem hält es das Trommelfell geschmeidig, weshalb es aus medizinischer Sicht nicht sinnvoll ist, die Ohren mit Wattestäbchen oder anderen mechanischen Stocherhilfen zu reinigen.

Anekdotisches

- Die Fortschritte der Biotechnologie haben es möglich gemacht: Diverse Firmen bieten mittlerweile komplette Analysen des eigenen Erbguts an. Anschließend wisse der Kunde Bescheid über seine potenziellen Gebrechen der Zukunft. Aber nicht nur das Diabetes-, Parkinson- und Herzinfarktrisiko werden beziffert, sondern seltsamerweise auch stets die Farbe und Konsistenz des Ohrenschmalzes benannt. Bekannte Wissenschaftler, wie der Amerikaner Craig Venter, die auf diese Technologie setzen und bereits ihr persönliches Genom im Internet veröffentlich haben, geben auch ihren Ohrenschmalztypus an (Grau? Gelb? Feucht? Trocken? Zäh? Krümelig?). Das Zerumen von Craig Venter zum Beispiel ist eher feucht als trocken. Die Nachwelt wird es ihm danken, dass er diese Information bereitgestellt hat.

- Die Titelfigur der Animationsfilme »Shrek« (Dreamworks), ein grüner Oger – das ist ein menschenähnlicher Unhold aus Märchen oder Phantasiegeschichten – mit seltsam abstehenden Ohren, rülpst gerne, wohnt in einem Sumpf, pupst gerne und genießt am liebsten seine Ruhe. Darüber hinaus hat das Fabelwesen entdeckt, dass sein Ohrenschmalz im Alltag großen praktischen Nutzen hat: Der Oger Shrek dreht sich daraus die Kerzen, mit denen er beim Abendessen den Tisch beleuchtet.

- Vom britischen Afrikaforscher John Hanning Speke (1824–1867) gibt es eine seltsame Anekdote, laut der Tiere Afrika bevölkern, die sich von der antibakteriellen und potenziell tödlichen Wirkung menschlichen Ohrenschmalzes nicht beeindrucken lassen. Demnach krabbelte dem Forscher in der Nähe des Viktoriasees in Ostafrika ein wunderlicher Käfer in den Gehörgang. Das Tier verließ die warme Höhle vor dem Trommelfell nicht und richtete es sich dort behaglich ein. Speke versuchte dem lästigen Untermieter beizukommen, indem er sich zerlassene Butter in den Gehörgang goss. Den Käfer beeindruckte das wenig. Er fraß sich angeblich ein Loch zwischen Nase und Ohr, in dem er nun hauste. Dem Entdecker des Viktoriasees rauschten nun stets die Ohren, wenn er sich schnäuzte. Nach Monaten starb das Insekt offenbar, und John Hanning Speke fand immer wieder Käferstückchen in seinem Ohrenschmalz.

- Dem Kulturkritiker Hellmuth Karasek ist ein Fehler unterlaufen, den weniger gebildete Menschen täglich millionenfach machen. Wie er in seinem autobiographischen Buch »Süßer Vogel Jugend oder Der Abend wirft längere Schatten« schildert, reinigte er sich einst die Ohren mit Wattestäbchen und schob dabei sein Ohrenschmalz so weit in die Gehörgänge, dass es einen Pfropfen bildete und Karasek sich einbildete, er sei taub geworden. Eine bescheidene Erkenntnis, die diese Autobiographie da anbietet. Immerhin bringt der Mann, dessen Markenzeichen beim Literarischen Quartett einst speichelnasse Lippen und eine feuchte Aussprache waren, ein weiteres Körpersekret in die eigene Biographie, das bisher nicht mit seinem Namen in Verbindung gebracht wurde.

• Wissenschaftler nutzen das Ohrenschmalz von Walen, um das Alter der Tiere zu bestimmen. Das Schmalz lagert sich in Ringen in den Gehörgängen der riesigen Meeressäuger ab, und so lässt sich wie bei Bäumen bestimmen, wie viele Jahre zum Beispiel ein Buckelwal schon auf dem Buckel hat. Zwei Ohrenschmalzringe entsprechen einem Lebensjahr. Die Methode hat jedoch einen entscheidenden Nachteil: Wie ein Baum umgesägt werden muss, um die Jahresringe zu zählen, muss ein Wal getötet werden, um das Ohrenschmalz zu untersuchen. Die Gehörgänge der Tiere, die schließlich im Wasser leben, sind von außen verschlossen, also unzugänglich. Das ist übrigens ein Argument, das japanische Walfänger anführen, wenn sie auf ihre angeblich wissenschaftlich motivierte Jagd gehen: Man müsse das Alter der Tiere bestimmen, um sie zu verstehen, und das gehe nur, indem man sie töte. Australische Meeresforscher haben kürzlich eine Methode entwickelt, die dieses Argument untergraben könnte: Mit genetischen Analysen von Hautschuppen lässt sich das Alter der Tiere auch bestimmen. Die handtellergroßen Hautschuppen verlieren Wale von allein – aber nur, solange sie leben.

- Ohrenschmalz ist eine sehr aggressive Substanz. Das ist nicht nur für Keime, Parasiten und andere ungebetene Gäste im Gehörgang des Menschen ein Problem, sondern auch für die Besitzer und Hersteller von Hörgeräten. Manche Hersteller bieten spezielle Reinigungssets an, die das Leben von Hörgeräten verlängern können.

- Der Arzt Philippus Theophrastus Aureolus Bombastus von Hohenheim (1493–1541), genannt Paracelsus, rührte seine Medikamente mit allerlei seltsamen Inhaltsstoffen an. Das hielt ihn nicht davon ab, mit den Methoden seiner Kollegen hart ins Gericht zu gehen. Diese mischten ihre Tinkturen aus »Ohrenschmalz, Leibschweiß, Monatsblut« und selbst vor »Speichel, Pisse« machten sie nicht halt, zürnte der Mediziner.

- Die Schüler im Schloss Hogwarts, in dem Harry Potter in das Zaubereiwesen eingeführt wird, naschen gern eine Süßigkeit namens Bertie Botts Bohnen (Every Flavour Beans im englischen Original). Eine Geschmacksrichtung, in der die Naschereien in den Romanen von Joanne K. Rowling gegessen werden, ist »Ohrenschmalz«. Die Süßigkeiten gibt es, ebenso wie Plastikhexenbesen und andere von der weltweiten Harry-Potter-Manie inspirierte Produkte, längst auch in echten Kaufhäusern. Nur schmecken die Zaubergeleebonbons nicht wirklich nach Kotze, Popel oder Ohrenschmalz wie in der literarischen Vorlage.

Sitten und Rituale

- Die Presse machte sich einst über einen Tick von Rainer Bonhof lustig. Als dieser Co-Trainer des Fußballbundestrainers Berti Vogts war, trat er auch regelmäßig vor die Mikrofone der Reporter, um Einschätzungen zu Spielern und Spielen abzugeben. Während seiner Halbzeitanalysen bohrte er sich häufig mit einem Finger im Ohr. Ob an seiner Fingerkuppe anschließend etwas Ohrenschmalz klebte, haben die gehässigen Sportjournalisten nicht überliefert.

- Bei der österreichischen Moderatorin Arabella Kiesbauer, die lange Zeit in einer Talkshow auf dem Sender Pro7 erfolglos auf der Suche nach dem guten Geschmack war, trat im Jahr 2004 ein Gast auf, der ein ungewöhnliches Verhältnis zu seinem Ohrenschmalz hatte. Er benutze das Körpersekret aus seinem Gehörgang als Möbelpolitur, vertraute er dem deutschen Privatfernsehen an.

- Versierte Survival-Profis haben einen Tipp, wie auf Expeditionen durch den Dschungel die Pflege von Munition zu handhaben ist: Die Gewehrkugeln einfach regelmäßig mit Ohrenschmalz einfetten, falls nichts anderes zur Hand ist – andernfalls rosten die Geschosse, und das ist nicht gut.

Kunst

• Die Münchner Künstlerin Iris Häussler hat sich für ihre Werke eine Weile auf höchst körperliche Materialien verlassen. Neben Muttermilch verwendete sie Ohrenschmalz für ihre Kunst.

• Im Jahr 2001 präsentierte das Kulturzentrum »Vooruit« im belgischen Gent ein Kindermusical namens »Oorsmeer«. Auf Deutsch lautet der Titel des Spektakels »Ohrenschmalz«.

Kenner und Liebhaber

• Der erste Lippenpflegebalsam bestand offenbar aus Ohrenschmalz. Seine Funktion, die Lippen zu pflegen und zu befeuchten, erfüllte er anscheinend befriedigend, der Geruch war aber unerträglich, so dass sich das Produkt nicht durchsetzte.

• In William Shakespeares Drama »Hamlet, Prinz von Dänemark«, scheint über das Ohrenschmalz viel Ungemach in den Körper zu gelangen. Claudius vergiftet den Vater Hamlets, indem er ihm Gift ins Ohr träufelt, während dieser schläft. Später spielt eine Schauspieltruppe in der Tragödie – Theater im Theater – den Mord nach, woraufhin Claudius sich ertappt fühlt und die Aufführung abbricht. Nie mehr hat der Giftmord durch das Ohr in der Literatur diese Popularität erreicht.

NASENSEKRET –
Rotz, Schnodder, Popel

In der Nase hat man es, man hat die Nase voll oder auch ein Näschen für etwas. Alle Menschen eint jedoch, dass ihr Nasensekret in getrockneter Form zu Popeln wird. Popel sind so allgegenwärtig, dass sie im Deutschen als Synonym für den Durchschnittsmenschen schlechthin gelten (»Jeder Popel fährt 'nen Opel«), sich unter fast jedem Tisch finden und die Mehrzahl der Menschen nach ihnen in der Nase fahndet.

Es gibt ausgesprochene Liebhaber der Popel, die auf ihnen kauen und sie sogar hinunterschlucken. Vorher haben sie die Konsistenz zwischen ihren Fingern geprüft. Dezentere Freunde der Popel tragen sie sogar permanent mit sich herum, wenngleich außerhalb der Nase. Gemeint sind die Benutzer von Stofftaschentüchern, die tischdeckengroße Lappen in ihrer Hosentasche transportieren und sich bei Gelegenheit hineinschneuzen. Dann bebrüten sie die grüngelbe Bakterienkultur in ihrer Kleidung, um sie beim nächsten Niesreiz hervorzuholen und die Erreger wieder in die Nase zurückzubringen. Förderlich für die Entstehung von Erkältungswellen ist es auch, wenn die Hand, die gerade noch das halbfeuchte Stofftaschentuch in der Hose geknetet hat, beim Händedruck die frische Ware weitergibt.

Den meisten Menschen sind Popel indes lieber als das feuchte Nasensekret, das ihnen beim Niesen oder bei Kälte aus der Nase rinnt. Da Allergien beständig zunehmen, machen immer mehr Menschen immer häufiger diese Erfahrung. Wenn es nicht gerade explosionsartig die Nase verlässt, hat das Sekret jedoch viele sinnvolle Eigenschaften – es wehrt Erreger ab, gilt als Filter für Staub und andere Schadstoffe. Zudem befeuchtet Nasensekret die Atemluft, bevor sie Luftröhre und Lungen erreicht.

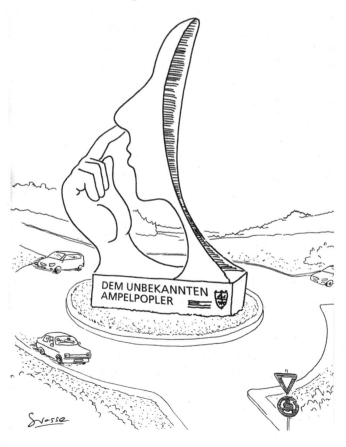

Steckbrief

- Nasensekret wird vulgär- und umgangssprachlich als Rotz oder Schnodder, in verfestigter Form auch als Popel, Nasenmann, Nasenstein – süddeutsch auch als Nasenbohrer bezeichnet. Nasenschnodder ist ein schleimartiges Sekret, welches im Inneren der Nase von Säugetieren und anderen Tierarten sowie beim Menschen mit Hilfe spezieller Drüsen in der Schleimhaut gebildet wird.

- Die Trockennasenaffen sind eine Gattung der Primaten, zu der auch der Mensch gehört. Wie der Name nahelegt, grenzen sie sich von den Feuchtnasenaffen durch einen charakteristischen Unterschied ab. Bei ihnen verfestigt sich das Nasensekret in den Bereichen der Nase, die durch das Atmen der Austrocknung ausgesetzt sind. Das Nasensekret wird durch diesen Prozess zum Popel und kann nicht mehr durch natürlichen Abfluss aus der Nase gelangen. Um wieder frei zu atmen, müssen Trockennasenaffen deshalb in der Nase bohren oder sich schneuzen. Nasepopeln ist demnach ein Privileg der höher entwickelten Primaten und sollte als besondere Fähigkeit des Menschen gelten.

- Die Menge, die Konsistenz und die Farbe des Nasensekrets können Aufschluss über Erkrankungen der Nase geben. Eine grünliche Verfärbung kann auf eine bakterielle Besiedelung hinweisen. Bei einer gelblichen Verfärbung ist an eine Vereiterung zu denken, insbesondere an eine Nasennebenhöhlen- oder Stirnhöhlenentzündung.

Bei einem Schnupfen ist das Sekret klar, fließt jedoch wegen der starken Menge auch nach außen ab. Weiterhin verstopft das Sekret die Nase, wodurch die Nasenatmung erschwert oder ganz verhindert wird.

• Ist das Nasensekret braunrot, liegt das wohl an einer Blutbeimischung; dann kommt es leicht zur Borkenbildung – das heißt, es entstehen besonders harte Verkrustungen in der Nase, die wieder neue Wunden aufreißen, wenn sie mutwillig entfernt werden.

Rekorde

• Die weitaus meisten Menschen bohren in der Nase. Zu diesem Schluss kam eine Studie aus dem Jahr 1995. Die amerikanischen Wissenschaftler befragten 1000 zufällig ausgewählte Erwachsene, ob diese hin und wieder ein Verhalten zeigten, das folgender Popel-Definition entspricht: »Das Einführen eines Fingers (oder anderen Objekts) in die Nase mit der Absicht, getrocknetes Nasensekret zu entfernen.« 254 der Befragten gaben eine Antwort auf die indiskrete Frage der Forscher. Davon sagten 91 Prozent, dass sie regelmäßig einen Finger in ihre Nase einführen, um dort nach Popeln zu fahnden. Zwei Probanden behaupteten sogar, dass sie zwischen einer Viertelstunde und zwei Stunden täglich mit Nasebohren zubrächten. Nur 75 Prozent der Befragten waren der Ansicht, dass die Mehrheit der Menschen in der Nase bohrt.

- Läuft die Nase, juckt die Haut und tränen die Augen, spüren Allergiker sofort, dass der Flug der Pollen beginnt – dann treten bei ihnen gleich mehrere Körpersäfte über die Ufer. Schon Mitte Januar kann es mit Hasel, Erle und Pappel anfangen. Es folgen Birke, Esche und Kiefer. Bis in den September dauert der Pollenflug, zuletzt werfen Beifuß, Linde und Nessel ihre Blütenfracht ab. Mindestens zwölf Millionen Menschen in Deutschland reagieren allergisch auf die Pflanzenstoffe – und rotzen, niesen, schnupfen. Es gibt ein erstaunliches Nord-Süd-Gefälle der Nieserei. In Süddeutschland treten bei gleichem Pollenflug fünf- bis zehnmal mehr allergieauslösende Substanzen aus den Pollen auf als in Nordrhein-Westfalen oder Sachsen. Neue Allergieauslöser bringen zusätzliche Pein. Seit wenigen Jahren werden in Süddeutschland auch Ambrosia-Pollen entdeckt. Die als Traubenkraut bezeichnete Pflanze ist der stärkste und häufigste Auslöser von Heuschnupfen in den USA. Warum neben Pollen- auch andere Allergien zunehmen, ist unbekannt. Die meisten Forscher favorisieren die Hygiene-Hypothese. Demnach haben mehr Sauberkeit und weniger Infektionskrankheiten dazu geführt, dass das Immunsystem seltener gefordert wird und der Körper öfter überschießend auf Fremdstoffe reagiert. Dreck, unhygienische Zustände – kurz, was bei vielen Menschen Ekel auslöst – schützen vor Allergien. Belegt wird diese Vermutung durch den Allergievergleich in Ost und West. Zum Zeitpunkt der Wiedervereinigung gab es in Ostdeutschland weniger Allergien als im Westen. Im Osten wurden mehr Kinder in Krippen erzogen, große Gruppen begünstigten den Austausch von Keimen. Nach der Wende glichen sich die Lebensverhältnisse an. Die Wiedervereinigung hat sich allergologisch schneller vollzogen als politisch. Es dauerte nur wenige Jahre, und es gab ähnlich viele Allergien in Ost wie West.

• Nach Pollen sind Hausstaubmilben die häufigsten Auslöser für Allergien. Es ist nicht die Milbe selbst. Substanzen – zumeist Eiweißstoffe – in ihrem Kot lassen fünf Millionen Menschen hierzulande überreagieren.

• Etwa vier Millionen Menschen sind allergisch gegen Haustiere. Nicht die Tierhaare sind allergen, sondern Substanzen in Hautschuppen, Speichel und Kot der Tiere. Weitere Allergien werden durch Schimmelpilze, Nahrungsmittel und Insektengifte ausgelöst. Kontaktallergien gehen meist auf Nickel, Haushaltschemikalien und Gummi zurück.

• Obwohl die Bedrohung durch Allergien häufig aus der Natur kommt, könnte diese auch Schutz vor zu viel Rotz und Nieserei bereithalten. Forscher am Haunerschen Kinderspital der Universität München haben gezeigt, dass Kinder von Bauernhöfen besser vor Allergien geschützt sind als reizärmer aufwachsende Kinder im selben Ort. Die Luft im Stall, der Kontakt zu Tieren und andere Faktoren senken das Risiko für Heuschnupfen, Neurodermitis oder Asthma offenbar deutlich – die Kinder müssen weniger rotzen und niesen. Dies soll nun für Impfungen genutzt werden. Forscher haben im Stall Dreck abgekratzt und daraus einen Extrakt gewonnen. Im Labor konnte der Stallstaub, wenn er inhaliert wurde, die Häufigkeit von allergischem Asthma halbieren. Bisher wurde das Experiment zwar nur mit Mäusen gemacht. Bald soll es aber auch bei Menschen versucht werden.

Nutzwert

- Die Aufgabe des Nasensekrets ist es, die Atemluft zu befeuchten und zu reinigen. Diese besteht nicht nur aus Sauerstoff, Stickstoff und anderen Gasen, sondern auch aus einem Haufen Dreck: aus Staub, Hautpartikeln, Ruß, Pilzsporen, Pollen, Bakterien und vielen anderen unerwünschten Substanzen. Den groben Dreck filtern die Nasenhaare aus der Luft, die Feinarbeit erledigt das Sekret der Nasenschleimhäute. Der Rotz bindet die kleinen Schmutzteilchen, die ihren Weg in den Körper unterbrechen müssen. Nach und nach sammeln sich die unerwünschten Gäste so in der Nase zu Klümpchen. Die Popel, die dabei entstehen, sind der Atemluft stärker ausgesetzt als schleimiges Sekret an den Nasenwänden und trocknen deshalb aus.

Anekdotisches

- Exzessives Nasebohren birgt einige Gefahren. Mechanische Beeinträchtigungen können die Haut aufreißen und Nasenbluten hervorrufen. Besonders der Locus Kiesselbachi ist gefährdet – ein Bereich nahe der Nasenscheidewand, der von einem dichten Netz feiner Blutgefäße durchzogen ist. Allerdings gibt es auch eine Veranlagung für häufiges Nasenbluten. Wenn der Locus Kiesselbachi schneller Blut freigibt, muss das nicht immer am Popeln liegen.

- Popler riskieren Infektionen, da sie auf ihren Fingern zahlreiche Keime tragen. Allerdings muss festgehalten werden, dass in trockenen Popeln meist mehr Keime eingeschlossen sind, als auf der Fingerkuppe lauern. Vorsichtige Hals-Nasen-Ohren-Ärzte empfehlen deshalb, ein Taschentuch zu benutzen. Wenn sich trockenes Nasensekret nicht ausblasen lässt, solle man seine Fingerkuppe mit einem Einwegtaschentuch schützen.

- Beim Kartenspiel »Popeln« aus dem Sphinx-Verlag geht es darum, aus verschiedenen Nasen mit den jeweils passenden Fingern besonders große Popel zu holen. Geliefert wird das Spiel für »2 bis 5 Nasebohrer« mit 75 Karten und zwei Würfeln beziehungsweise mit fünf Nasenkarten, 21 Popelkarten mit Popeln in drei verschiedenen Größen, 46 Nasebohrerkarten mit unterschiedlich langen, breiten und krummen Fingern, sechs Erkältungen sowie zwei grünen Popelwürfeln.

- Im Volksmund werden Kinder manchmal scherzhaft als »Rotznasen« bezeichnet.

Sitten und Rituale

• Was den einen als fein gilt, finden die anderen eklig. In Ostasien, zum Beispiel in Korea oder Japan, widerspricht es der Etikette, sich öffentlich die Nase zu schneuzen. In diesen Ländern ist es hingegen ein Zeichen besonderer Kultiviertheit und Körperbeherrschung, den Rotz in der Nase hochzuziehen.

• Taschentücher waren lange Zeit ein Luxusgut, das selten verwendet wurde, um hineinzuschneuzen – dazu benutzten auch Angehörige der feinen Gesellschaft stets die Finger. Anschließend wischte man sich die Hand an der Kleidung ab – und hatte den Rotz am Ärmel. Wer sich als Angehöriger gehobener Schichten zeigte, schneuzte sich mit zwei Fingern der linken Hand. Das niedere Volk entsorgte seinen Rotz hingegen mit der rechten Hand, die auch zum Essen genutzt wurde. Taschentücher dienten repräsentativen Zwecken und waren oft ein Privileg des Adels. Kaum ein Fürst ging allerdings so weit wie ein Sultan des Osmanischen Reiches, Mehmed II. Fatih (1432–1481). Dieser erließ ein Gesetz, laut dem nur der Herrscher selbst mit Taschentüchern in der Öffentlichkeit auftreten durfte. Wer sich mit Taschentüchern erwischen ließ, musste mit Gefängnisstrafe oder gar mit dem Tod rechnen. Auf dem Gebiet des heutigen Deutschlands entdeckte der Adel zu Beginn des 16. Jahrhunderts das Taschentuch als Luxusartikel. Damals hießen die Tücher Fazittlein oder Fazinetel und waren parfümiert. Die sogenannten Schnüffeltücher blieben den höheren Ständen vorbehalten und waren Teil einer Kleiderordnung. Lediglich, um sich den Schweiß von der Stirn zu wischen, wurden sie hin und wieder verwendet. Erst nachdem immer mehr Menschen den Konsum von Schnupftabak für sich entdeckten, wurden Taschentücher Allgemeingut. Dadurch und wegen der sinkenden Preise von gewebtem Stoff wurden Taschentücher schließlich zum Gebrauchsgegenstand.

- Die ersten Papiertaschentücher kamen in den 1920er Jahren auf den Markt. Die Vereinigten Papierwerke Nürnberg entwickelten ein Papiertaschentuch aus Zellstoff, das unter dem Namen »Tempo« verkauft wurde. In den USA brachte die Firma Kimberly-Clark ein Produkt aus Zellstoffwatte, dem Baumwollersatzstoff Cellucotton, auf den Markt. Sie nannten ihr Wegwerftaschentuch »Kleenex«.

Kenner und Liebhaber

- Das Essen von Nasenpopeln wird Mukophagie genannt. Der Begriff setzt sich aus zwei griechischen Wörtern zusammen: aus mukos für Schleim und phagein für Essen. Die meisten Menschen finden diese kulinarische Ausbeutung des eigenen Körpers ziemlich eklig – sogar Nasenpopler, die gerne mal von der Nase in den Mund leben, können es kaum ertragen, dieses Verhalten bei anderen Menschen zu beobachten. Ihnen sollte allerdings gesagt sein, dass die weitaus größte Menge Rotz sowieso über den Rachen abläuft und dann runtergeschluckt wird. Wie bei den meisten anderen Naschereien auch, legen die Popel-Konsumenten Wert auf frische Ware, ältere Popel lehnen sie ab. Macht man etwa Kindern den Vorschlag, ihre Nasenpopel in einer kleinen Schachtel aufzubewahren, um nur hin und wieder an diesem Vorrat zu naschen, reagieren auch die Kleinen mit heftigem Ekel.

- Krankhaftes oder zwanghaftes Nasenbohren wird als Rhinotillexomanie bezeichnet.

- Der amerikanische Arzt Joseph Goldberger unterzog sich zu Beginn des 20. Jahrhunderts garstigen Selbstversuchen. Goldberger interessierte sich für die Ursache der Pellagra, einer qualvollen und entstellenden Hauterkrankung, die besonders Menschen aus niedrigen sozialen Schichten heimsuchte. Die Symptome der Pellagra wurden mit den »drei D«: Diarrhö (Durchfall), Dermatitis (Hautentzündung) und Dementia (Schwachsinn) charakterisiert. In Südeuropa und besonders in den Südstaaten der USA traten zu Beginn des 20. Jahrhundert Epidemien mit Zehntausenden Toten auf. Betroffen waren vor allem ärmere Landstriche, in denen viel Mais angebaut wurde. Die meisten Mediziner glaubten seinerzeit, dass ein Keim die Erkrankung auslöste. Goldberger, vom Public Health Service der USA mit der Untersuchung beauftragt, hielt nichts von dieser Hypothese, denn Pfleger und Ärzte, die mit Kranken in Kontakt kamen, steckten sich nie an. Goldberger wollte im Selbstversuch beweisen, dass hier kein fieser Keim im Spiel war. 1914 spritzte er sich das

Blut eines Kranken. Anschließend rieb er sich Speichel und Nasensekrete von Erkrankten in Mund und Nase. Goldberger spürte keinerlei Beschwerden. Ein paar Tage später kam der Höhepunkt der »Ekelpartys«, wie Goldberger seine Versuche nannte: Gemeinsam mit Kollegen schluckte er Urin, Kot und auch Hautfetzen von Infizierten. Jetzt bekam er zwar Durchfall, aber an Pellagra erkrankte er nicht. Nachdem Goldberger die »Ekelpartys« siebenmal wiederholt hatte, war es genug. Eines Abends schrieb er in sein Tagebuch: »Das war heute unsere letzte Party. Falls ein Mensch Pellagra auf diese Weise bekommen könnte, dann hätte sie uns mit Sicherheit hart erwischt. Aber jetzt reicht es. Nie wieder.« Für Goldberger war die Infektionshypothese widerlegt. Außerdem hatte er andere Belege für seine Vermutung: Ihm war es gelungen, bei Gefangenen Pellagra hervorzurufen, indem er sie auf eiweißarme Diät setzte. Gab er hingegen an Pellagra erkrankten Patienten fleischreiche Kost, erholten sie sich wieder. Dennoch dauerte es mehr als 20 Jahre, bis Forscher entdeckt hatten, dass Pellagra durch Vitaminmangel entsteht. Zu der Erkrankung kommt es bei einer Unterversorgung mit Niazin, das besonders in Hefe und Fleisch enthalten ist, vor allem in Leber.

URIN – der Flüssigkeitsregulator, aus dem sich viel ablesen lässt

Mit Urin werden allerlei Männlichkeitsrituale angestellt, was aber wohl mit dem Organ zu tun hat, durch den er den Körper verlässt. Muster in den Schnee zu pieseln, weit oder hoch zu pinkeln, ist unter Jungen und Heranwachsenden verbreitet. Jemanden anzupinkeln gilt in Männergesellschaften wie Fußballteams oder Armeen als Überlegenheitsgeste. Oliver Kahn berichtet, dass er zu Beginn seiner Karriere von älteren Spielern angepisst wurde. Aus Gefängnissen oder Folterlagern wurde immer wieder bekannt, dass Inhaftierte gedemütigt wurden, indem man auf sie urinierte.

Urin gilt von alters her aber auch als Heilmittel, das auf Wunden geschmiert wurde oder – oral verabreicht – Katarrhe lindern sollte. Die Journalistin Carmen Thomas landete 1993 einen Überraschungsbestseller mit ihrem Buch »Urin, ein ganz besonderer Saft«, als sie nach einer Radiosendung zu dem Thema zahlreiche Hörerzuschriften und Tipps erhielt und viele Empfehlungen zum Umgang mit Urin nach Eigenversuchen in ihr Buch aufnahm.

Seltsam ist der Brauch, Urin zu trinken, allerdings schon. Als rechtschaffene Niere muss man sich auf den Arm genommen fühlen, wenn das, was der Körper gerade als überflüssig ausgeschieden hat, oben wieder hineingeschüttet wird. Ein wissenschaftlich haltbarer Nachweis für die Heilwirkung von Urin steht bisher denn auch aus.

Steckbrief

- Aus 150 bis 180 Litern Blut, die täglich durch die Niere strömen, filtern die Nierenkanälchen den Urin ab. Die durchschnittlich ausgeschiedene Menge beträgt 1,5 Liter. Lange Zeit dachten Mediziner wie Laien, dass Kaffee und Tee harntreibend wirken und die Menge des ausgeschiedenen Urins überproportional erhöhen. Das ist nicht der Fall. Koffein und Thein erhöhen zwar zu Beginn der Nierenpassage die Durchlässigkeit des Filters. Dafür wird am Ende der Nierenkanälchen aber wieder mehr Flüssigkeit resorbiert.

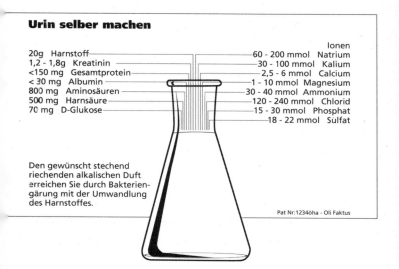

Urin selber machen

	Ionen
20g Harnstoff	60 - 200 mmol Natrium
1,2 - 1,8g Kreatinin	30 - 100 mmol Kalium
<150 mg Gesamtprotein	2,5 - 6 mmol Calcium
< 30 mg Albumin	1 - 10 mmol Magnesium
800 mg Aminosäuren	30 - 40 mmol Ammonium
500 mg Harnsäure	120 - 240 mmol Chlorid
70 mg D-Glukose	15 - 30 mmol Phosphat
	18 - 22 mmol Sulfat

Den gewünscht stechend riechenden alkalischen Duft erreichen Sie durch Bakteriengärung mit der Umwandlung des Harnstoffes.

Pat Nr:1234öha - Oli Faktus

- Urin ist beim gesunden Menschen eine nahezu sterile Substanz.

- Im Urin lassen sich mit einem einfachen Lichtmikroskop etliche Bestandteile entdecken – ein paar Blutkörperchen, Kristalle, gelegentlich auch Erreger.

- Sobald wir zu pinkeln beginnen, halten wir unwillkürlich den Atem an. Dieser Mechanismus ist notwendig, um die Entleerung der Blase einleiten zu können. Dazu muss über das Zwerchfell der Druck auf die Blase erhöht werden. Und da das Zwerchfell zugleich der wichtigste Atemmuskel ist, ist es nötig, die Luftröhre kurz mit dem Kehldeckel zu verschließen und so die Anspannung des Zwerchfells statt auf die Lunge auf den Bauchraum abzugeben. Für den Moment lässt sich jedenfalls nicht beides leisten. Aufatmen können wir wieder, wenn der Urin zu fließen beginnt.

- Da bereits im Mutterleib die Nieren des Fötus entwickelt sind, produzieren diese auch schon Urin. Das heißt, das Ungeborene pinkelt bereits vor der Geburt. Der Urin landet im Fruchtwasser, gelangt daraus wieder in den Kreislauf des Kindes und wird schließlich über die Nabelschnur, die Plazenta der Mutter und deren Niere und Harnblase entsorgt. Ein Teil des Urins der Mutter ist demnach Urin, den das Kind bereits gepieselt hat.

- Im Sommer müssen wir morgens nicht so dringend auf die Toilette wie im Winter. Wegen der laueren Nächte gibt der Körper im Sommer mehr Flüssigkeit über die Schweißdrüsen ab – es erreicht weniger Harn die Blase.

- Alkohol ist durchaus harntreibend. Das liegt nicht nur an der Menge der zugeführten Flüssigkeit. Alkohol blockiert auch das antidiuretische Hormon (ADH), das von der Hirnanhangdrüse produziert wird. ADH wirkt auf die Nierenkanälchen ein und führt dazu, dass Flüssigkeit resorbiert wird und damit im Körper verbleibt. Wird das ADH unter Alkoholeinfluss gehemmt, nimmt deshalb der Harndrang zu.

- Frauen leiden eher unter Harnblasenentzündung, da der Weg in Gegenstromrichtung des Urins durch die Harnröhre bei ihnen kürzer ist als beim Mann. Trotzdem können sich innig Verliebte gegenseitig anstecken – diese Form der durch häufigen Sex und mechanische Reizung begünstigten Harnblasenentzündung wird von Ärzten als »Honeymoon-Zystitis« bezeichnet, die gegenseitige Ansteckung als Pingpong-Effekt.

Rekorde

- Im Laufe eines Lebens pieselt ein durchschnittlicher Mensch sagenhafte 34 830 Liter Urin. Das reicht, um damit 315 Badewannen mit körperwarmer Flüssigkeit zu füllen.

Nutzwert

- Die Berufe des Färbers und des Ledergerbers galten in der Antike und im Mittelalter als unrein. Beide Handwerke kamen ohne menschlichen Urin nicht aus. Gerbereien und Färbereien befanden sich aus mehreren Gründen stets an den Rändern der Städte: Beide Gewerbe brauchten viel Wasser, und das war außerhalb der Stadt, etwa an Flüssen, leichter zu bekommen, zumal Gerbereien große Mengen Wasser verschmutzten. Zum anderen stanken die Betriebe buchstäblich zum Himmel. In Gerbereien verband sich der Geruch von verwesendem Tierfleisch und diversen Chemikalien zu einem infernalischen Gestank. Dazu trug auch menschlicher Urin bei, der ebenfalls Gerbstoffe enthält. Dies sind Stoffe, die in vielen Pflanzen vorkommen, etwa in Eichen, Kastanien, Torf oder Weinreben. Gerbstoffe verbinden sich bei Kontakt mit dem Eiweiß der zu gerbenden Tierhaut und formen eine wasserunlösliche Struktur, was den weiteren Verwesungsvorgang stoppt. Um Urin zu bekommen, gingen Sammler mit Kübeln in den Städten von Haus zu Haus. In der sogenannten Weiß- und Rotgerbung wurden neben Urin auch Galle und Kot eingesetzt. Wäschereien benutzten damals ebenfalls Urin zur Fleckenentfernung.

- Gemeinsam mit der amerikanischen Raumfahrtbehörde NASA hat die Firma Water Security ein System entwickelt, das die Versorgung von Astronauten mit Wasser auf langen Flügen sicherstellen soll. Dazu werden der Urin

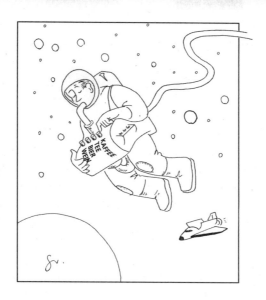

und der Schweiß der Raumfahrer aufbereitet, bis die Körperausscheidungen wieder zu Trinkwasser werden.

• Im antiken Rom wurde Urin als Zahnpasta-Vorläufer verwendet.

• Die Dreigläserprobe hat nichts mit einer Weinprobe zu tun. Vielmehr handelt es sich um eine urologische Diagnosemethode. Die Patienten müssen dazu den Urin in drei Portionen auffangen. Die erste Urinprobe kann Aufschluss über Leiden der Harnröhre (Urethra) geben, etwa wenn der Urin in der Probe blutig oder von Keimen befallen ist. Die zweite Urinprobe, der sogenannte Mittelstrahlurin, kann Hinweise auf Entzündungen oder andere Erkrankungen der Harnblase geben. Die dritte Probe gilt als aussagekräftig für den Zustand der Nieren. Nach vorsichtiger Prostatamassage kann sie auch auf mögliche Veränderungen der Vorsteherdrüse hinweisen.

Anekdotisches

- Im Frühjahr 2003 meldeten internationale Zeitungen wie die *New York Times* Seltsames aus dem afrikanischen Staat Kamerun. Der Gesundheitsminister des Landes, Urbain Olanguena Awono, habe seine Landsleute demnach ermahnt, keinen Eigenurin zu trinken, um damit Krankheiten zu behandeln. Urin zu trinken sei sehr riskant, erklärte der Minister und kündigte an, alle Menschen, die dennoch ihre eigene Pisse tränken, strafrechtlich zu verfolgen. Zeitungen in Kamerun hatten in den Monaten zuvor mehrfach dafür geworben, dass es medizinisch sinnvoll sei, den eigenen Urin zu trinken.

- Anders als bei Tieren, ist es von Menschen nicht bekannt, dass sie ihr Revier markieren und in jede Ecke pinkeln. Allerdings wurde mehrfach das Phänomen beschrieben, dass viele Menschen als Erstes auf die Toilette gehen, wenn sie ein neues Hotelzimmer beziehen.

Sitten und Rituale

- 1858 schlug man in London die Errichtung öffentlicher Pissoirs vor, um die allgegenwärtigen Pinkler aus der Öffentlichkeit zu vertreiben. Doch das wurde von den Behörden als unsittlich abgelehnt, »weil durch derartige Bedürfnisanstalten das Urinieren auch noch öffentlich thematisiert worden wäre«. Lieber einen Pisser ignorieren, als gegen die geltenden Sitten zu verstoßen: Damals galt es als schicklich, im Angesicht eines Pissers so zu tun, als wäre dieser gar nicht anwesend.

- Bei einigen Volksstämmen im Süden Afrikas wurden Jungen zur Initiation in die Erwachsenenwelt mit Fett und anderen essbaren Dingen eingerieben. Anschließend urinierte der Älteste des Stammes auf den Jungen, der dadurch zum vollwertigen Mann wurde.

- Einige Inuit-Stämme, die an der Beringstraße zwischen Russland und Alaska lebten, bewahrten die Harnblasen der Tiere auf, die sie auf der Jagd erlegt hatten. Die Menschen waren der Überzeugung, dass diese Blasen der Sitz der Seele ihrer Beute waren. An einem Tag im Jahr wurden sämtliche Blasen der gejagten Tiere begraben, damit ihre Seelen wiedergeboren werden könnten. Das war nicht ganz uneigennützig, schließlich sollte stets ausreichend potenzielle Beute da sein, also musste man den Tieren eine Chance einräumen, wiedergeboren zu werden.

- Bei einem angeblichen Liebeszauber, der vor Jahrhunderten auf dem heutigen Gebiet Deutschlands praktiziert wurde, musste das Mädchen in einen Schuh pinkeln, den es zuvor seinem Angebeteten gestohlen hatte.

- Zu Mutproben im Kindesalter gehört es, eklige Dinge zu essen und zu trinken. Auf der Speisekarte für solche Ekeltests stehen in Mitteleuropa bevorzugt Spinnen, Käfer, Regenwürmer – aber eben auch Urin. In Günter Grass' Roman »Blechtrommel« muss der junge Oskar Matzerath eine Suppe trinken, in die seine Spielkameraden spucken und urinieren.

Kunst

- Die Kunstwerke, die mit Körperflüssigkeiten erstellt werden und weltweit wohl die größte Verbreitung finden, sind die mal abstrakten, mal figürlichen Abbildungen, die frischer Urin im Schnee hinterlässt.

- Im österreichischen Salzburg gelang der Künstlergruppe Gelitin im Sommer 2003 ein kleiner Skandal. Gegenüber dem Festspielhaus installierte die Gruppe eine Skulptur mit dem Titel »Arc de Triomphe« – ein überlebensgroßer Mann aus Plastilin, der sich an Füßen und Händen abstützte und seinen Rücken mit Blick zum Himmel durchbog. Das Unterhemd war dem Mann hochgerutscht. Sonst trug die Skulptur nichts als weiße Tennissocken und Turnschuhe. Aus seinem gut sichtbaren Geschlechtsteil schoss ein Strahl Wasser, der in hohem Bogen in seinem weitgeöffneten Mund landete. Der Mann pisste sich in den eigenen Mund. Die Öffentlichkeit war empört, die Feuerwehr Salzburgs verbarg die Plastik hinter einem Holzverschlag. Im Jahr 2005 wurde die Skulptur in Großbritannien ausgestellt, diesmal unter dem Titel »Sweatwat«, was laut der Künstlergruppe so viel wie »feuchte Vagina« bedeuten soll.

- Dem Menschen wohnt die Bewunderung seiner Fähigkeit inne, Wasser zu lassen. Der Künstler Hieronimus Duquesnoy hat diese Faszination 1619 in Bronze gegossen und das Manneken Pis geschaffen. Seitdem steht in Brüssel an der Ecke Rue de l'Etuve und Rue des Grands Charmes die 61 Zentimeter hohe Statue eines kleinen Jungen, der in ein Becken pinkelt. Die Originalstatue wurde im Laufe der Jahrhunderte immer wieder gestohlen und wird deshalb im Maison du Roi verwahrt. Das Manneken Pis, das im Freien pieselt, ist eine Nachbildung

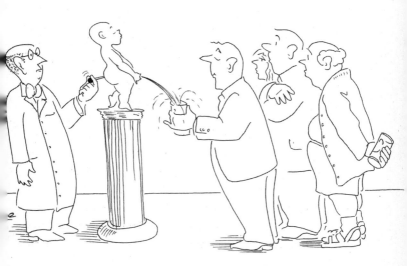

aus dem Jahr 1965. In Brüsseler Archiven finden sich Hinweise, dass es schon vor 1619 urinierende Statuen an Brunnen gab. Seit 1985 pinkelt in Brüssel auch eine weibliche Bronzefigur in ein Brunnenbecken: Die von Denis-Adrien Debouvrie geschaffene Janneken Pis hockt und pieselt in der Rue des Bouchers gegenüber einem Bierkeller.

Kenner und Liebhaber

- Die sexuelle Vorliebe für Urin nennt sich Urophilie. Urophil veranlagte Menschen empfinden Lust, wenn sie selbst oder andere Menschen urinieren beziehungsweise Urin in sexuelle Spiele einbeziehen. Urophagie bezeichnet hingegen die Vorliebe, Urin oral aufzunehmen. Beide Vorlieben können miteinander verknüpft sein.

- Das Symbol des Arztes im Mittelalter war nicht – wie heute – das Stethoskop, sondern das Harnglas. Zahlreiche Abbildungen aus dieser Zeit zeigen einen Mediziner, der ein Glas gegen das Licht hält. Mangels anderer Möglichkeiten waren Harnschau und Harnprobe eine verbreitete Diagnosemethode. Da Ärzte den Urin Kranker probierten, entdeckten sie die Zuckerkrankheit. Der Harn der Betroffenen schmeckte süßlich, weil Diabetiker den vermehrten Zucker, den sie im Blut haben, im Urin ausscheiden. Diabetes mellitus bedeutet »honigsüßer Durchfluss«.

- Gefühlter Ekel kann die Wirkung eines Scheinmedikaments, eines Placebos also, verstärken: Wenn man etwas absolut Ekelhaftes zu sich nimmt, dann muss es wirken – die Übelkeit und der Widerwille, den die Substanz hervorruft, müssen sich doch lohnen, so die Annahme. Gut lässt sich das anhand von Urin beobachten. Wir ekeln uns vor den Ausscheidungen, und gerade deshalb gelten Urin-Wickel bei Neurodermitis als hilfreich. Es wird Eigenurin getrunken, bei schwerer Akne empfehlen gutmeinende Menschen, sich den morgendlichen Mittelstrahlharn ins Gesicht zu schmieren.

- Der Glaube, dass der eigene Urin der Gesundheit förderlich sei, wenn man ihn regelmäßig trinkt, ist weitverbreitet. In Indien praktizieren Hindus seit vielen Jahrhunderten ein Ritual namens Shivambu, was sich als »das Wasser Shivas« übersetzen lässt. Dabei trinken Gläubige ihren eigenen Urin. Die Flüssigkeit aus dem eigenen Körper heile, reinige und vitalisiere den Körper, heißt es. Ein ehemaliger indischer Premierminister war Anhänger der Eigenurintherapie. Der Politiker nahm jeden Tag ein großes Glas Urin zu sich.

- Die Pipi-Trink-Therapie nennt sich auch Amaroli.

- Die dritte internationale Urin-Konferenz fand im März 2003 in Brasilien statt. Alternative Mediziner, Heilpraktiker und New-Age-Apostel wollten entdecken, was der »gelbe Nektar« zu leisten imstande ist.

KOT – die unterschätzten Reste

Umgangssprachlich ist kaum eine Absonderung des Körpers so verbreitet wie die vielfältigen Synonyme für Kot. Scheiß(e) ist in den meisten Sprachen der bevorzugte Begriff, um einem Missgeschick, Unglück oder Ärger deftig Ausdruck zu verleihen. Wegen seines Umfangs, seiner haptisch unangenehmen Konsistenz und des meist erheblichen, aufdringlichen Geruchs wird Kot zumeist als weitaus ekliger empfunden als etwa Urin oder andere Produkte des Körpers.

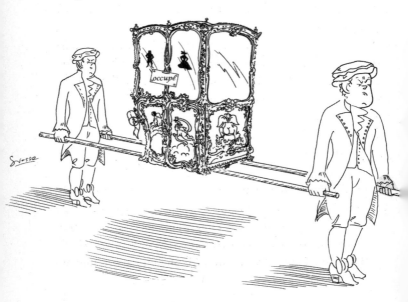

Aus diesem Grund gab es zu verschiedenen Zeiten Anstrengungen, den Stuhlgang zu verbergen. Marktleute hatten Kackeimer, Ingenieure und Handwerker versuchten, möglichst geruchfreie Toiletten zu entwickeln. Doch es gab auch Zeiten, in denen es als unfein galt, entsprechende Vorrichtungen zu besitzen. Am Hof von Versailles gab es daher so wenige Möglichkeiten, sich zu erleichtern, dass es in dem Schloss bestialisch gestunken haben muss. Herrscher genossen damals auch die öffentliche Zurschaustellung ihrer Macht und empfingen Besucher, während sie mit dem Stuhlgang beschäftigt waren.

Heute sind die Varianten der Reinigung nach vollbrachter Tat weltweit erstaunlich unterschiedlich. In unseren Breiten unterscheidet man die Knüller und die Falter von Toilettenpapier. Am Gebräuchlichsten ist es im globalen Vergleich allerdings, sich mit Wasser zu reinigen, wenn das Geschäft vollendet ist.

Womöglich weil er von so unterschiedlicher Konsistenz sein kann, haben Künstler immer wieder Kot für ihre Arbeiten genutzt. Manchen gelang es auf diese Weise buchstäblich, aus Scheiße Gold zu machen.

Steckbrief

- Im Verdauungstrakt leben Milliarden und Abermilliarden Keime, ohne deren Hilfe der Mensch nicht in der Lage wäre, die Nährstoffe aus seinen Mahlzeiten zu verwerten und dem Stoffwechsel zuzuführen. Würde man all die Bakterien, die im Darm eines Menschen hausen und arbeiten, aus dem Körper pressen, könnte man damit eine große Kaffeetasse füllen.

- Täglich einmal ist normal – so wird es einem eingebleut. Doch wie oft ein Mensch Stuhlgang hat, ist eine sehr individuelle Sache. Mehrmals täglich, einmal täglich, alle zwei oder drei Tage – alles im Bereich des Normalen. Erst wenn die Entleerung gar nicht mehr in den gewohnten Mustern abläuft, also viel häufiger oder viel seltener als sonst ist, hat man es mit Durchfall oder Verstopfung zu tun.

- Der Stuhl von Vegetariern ist im Mittel schwerer als der von Menschen, die auch Fleisch essen. Das liegt an der größeren Menge an unverdaulichen Ballaststoffen wie Pflanzenfasern, die Vegetarier zu sich nehmen. Eine durchschnittliche Exkrementportion wiegt bei Nicht-Vegetariern etwa 100 bis 200 Gramm. Rein pflanzliche Kost bringt hingegen bis zu 350 Gramm Stuhl auf die Waage. Doch egal, wie ein Mensch sich ernährt, hin und wieder lässt er große Portionen fallen: Bei einem einzigen Stuhlgang können bis zu 1000 Gramm in der Schüssel landen. Vor allem geduldige Klositzer schaffen größere Mengen, denn etwa eine Minute nach der sogenannten Erstentleerung, die meist eher von festerer Konsistenz ist, rutscht durch die peristaltischen Bewegungen des Darms noch weicherer Stuhl nach, der weiter hinten im Lager gelegen hatte.

- Die Konsistenz menschlicher Kacke wird durch die Bristol-Stuhlformen-Skala charakterisiert. Diese Eintei-

132

lung wurde von zwei Medizinern (Lewis & Keaton) der britischen Universität Bristol erstellt und 1997 in der Fachzeitschrift *Scandinavian Journal of Gastroenterology* veröffentlicht. Die Form der Kacke hängt davon ab, wie lange sie im Dickdarm zugebracht hat. Die Skala wurde als diagnostisches Hilfsmittel entwickelt, um anhand der Stuhlform die Dauer der Darmpassage zu erkennen, die wiederum Hinweise auf Krankheiten geben kann. Die Skala ist in sieben Stuhltypen unterteilt. Typ 1: einzelne, feste Kügelchen, schwer auszuscheiden; Typ 2: wurstartig, klumpig; Typ 3: wurstartig mit rissiger Oberfläche; Typ 4: wurst- oder schlangenartig mit glatter Oberfläche; Typ: 5: einzelne weiche, glattrandige Klümpchen, leicht auszuscheiden; Typ 6: einzelne weiche Klümpchen mit unregelmäßigem Rand; Typ 7: flüssig, ohne feste Bestandteile. Typ 1 und 2 gelten als Verstopfung, Typ 3 und 4 als wünschenswert, die Typen 5, 6 und 7 als Formen des Durchfalls. Übrigens sind Ärzte der Ansicht, dass Stuhl mit großem Volumen ein gutes Zeichen sei – also wenn die Exkremente nicht zu hart sind. Das ist unter anderem auch daran zu erkennen, dass die Ausscheidungen eine Weile auf dem Wasser schwimmen, bevor sie untergehen.

- Menschlicher Kot erhält seine dunkle, bräunliche Färbung durch die Gallenflüssigkeit. In der Leber werden täglich etwa 700 Milliliter Gallenflüssigkeit produziert, die eine wichtige Rolle bei der Verdauung von Fetten spielt und den sauren Speisebrei neutralisiert, wenn dieser aus dem Magen in den Darm rutscht. Gallenflüssigkeit ist, je nachdem, welcher der beiden Farbstoffe Bilirubin und Biliverdin überwiegt, eher gelblich oder eher grünlich. Stark eingedickt ist Gallenflüssigkeit braun. Darmbakterien, die Gallenpigmente zersetzen, verstärken die bräunliche Färbung des Kots. Ohne Gallenflüssigkeit wären menschliche Exkremente auch mal grün oder eher gelb.

- Mit jedem Bissen und jedem Schluck nehmen Menschen Luft zu sich. Im Dickdarm bildet sich während des Verdauungsprozesses weitere Luft, Bakterien zersetzen die Nahrung und bilden Gas. Auf diese Weise entstehen etwa

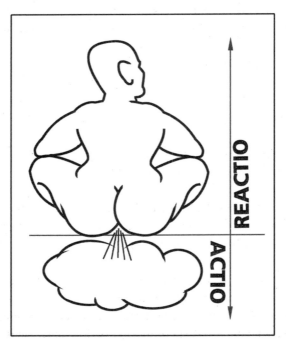

30 Prozent des Gases im Darm, die übrigen 70 Prozent haben wir mit den Mahlzeiten verschluckt. Das meiste Gas wird von der Darmwand aufgenommen und vom Blut zur Lunge transportiert. Über die Lunge werden dann jene Darmwinde, die uns nicht als Furz entfahren, tatsächlich abgeatmet.

- Menschen haben auch dann Stuhlgang, wenn sie über längere Zeit nicht essen. Mediziner nennen dieses Phänomen »Hungerkot«. Der Körper scheidet die schleimigen Sekrete mehrerer Darmdrüsen, Gallenbestandteile, alte Zellen der Schleimhäute sowie vor allem große Mengen abgestorbener Bakterien aus. Diese Bestandteile machen bei normaler Ernährung etwa zehn Prozent der Exkremente aus.

Rekorde

- Pferde scheiden je nach Fütterung und Rasse pro Tag bis zu 50 Kilogramm Kot aus.

- In Deutschland gibt es etwa 80 verschiedene Sorten Klopapier. Pro Jahr verbraucht jeder Deutsche etwas mehr als einen Kilometer Klopapier.

- Solche Studien fallen nur Engländern ein. Die haben ja schon geprüft, wie oft ein vom Toast-Katapult abgeschossener Toast auf die gebutterte Seite fällt. In diesem Fall haben Hygiene-Experten aus London untersucht, wie

unreinlich die Briten sind. Sie haben dazu in fünf Groß-
städten nach Fäkalkeimen an den Händen von Buspend-
lern gefahndet. Fäkalkeime sind Erreger aus dem Darm.
Sie machen nicht immer krank, zeigen aber zuverlässig
an, wer sich die Hände nicht richtig gewaschen hat.
Pünktlich zum Global Handwashing Day wurden die Ergebnisse veröffentlicht. Sie zeigen ein klares Nord-Süd-
Dreckgefälle. So hatten 53 Prozent der männlichen Pend-
ler in Newcastle, einer Stadt im Norden Englands,
Darmkeime an den Fingern, während im südlicher gelegenen London nur sechs Prozent der Männer einen dre-
ckigen Händedruck vorwiesen. Im nördlich gelegenen
Liverpool hatten 36 Prozent der Männer Schmierfinger –
in Cardiff im Südwesten nur 15 Prozent. Frauen gelten,
dieser britischen Studie zufolge, irrtümlich als reinlich. In
London, Birmingham und Cardiff waren die Hände der
Männer sauberer als die der Frauen.

Nutzwert

• Einige Tiere, die der Mensch als Haustiere hält und auch
selbst verspeist, essen durchaus Kot. Schweine, Hühner,
Ziegen und Hunde fressen ihre eigenen oder fremde Exkremente, wenn ihnen Gelegenheit dazu gegeben wird.
Hunde entwickeln durchaus einen Sinn für menschliche
Exkremente, wenn sie ein spärliches Nahrungsangebot
dazu zwingt. Kaninchen oder Hasen sind sogar dazu
gezwungen, ihren eigenen Kot zu fressen, die Tiere sind
sogenannte Koprophagen. Sie können den Zellstoff aus

Gras nur verdauen, wenn er zur abermaligen Verarbeitung durch den Verdauungstrakt geschickt wird. Stierkäfer wiederum fressen am liebsten den Kot von Kaninchen – zur Not tun es auch Exkremente anderer Pflanzenfresser.

• Die Landwirtschaft – und damit praktisch die gesamte Nahrungsmittelproduktion des Menschen – ist auf Kot gebaut. Der Anbau in Europa gründet seit jeher auf der Düngung mit den Exkrementen von Kühen, Schweinen, Pferden, dem Kot anderer Tiere und dem des Menschen. Genügte die Assoziation mit Schmutz, um ein Lebensmittel in Verruf zu bringen, wäre die Menschheit längst verhungert. Die Bedeutung tierischer Exkremente für die Landwirtschaft ließ erst mit der Entwicklung des Mineraldüngers durch den deutschen Chemiker Justus von Liebig nach, der die wachstumsfördernde Wirkung von Stickstoff, Phosphaten und Kalium nachwies. In der Biolandwirtschaft erlebt tierischer Mist als Dünger derzeit einen neuen Aufschwung. Die Richtlinien des ökologischen Anbaus verlangen den Verzicht auf mineralischen Dünger.

• Die Scheiße von Seevögeln war lange Zeit ein wichtiger Grundstoff. Die Guano genannten Exkremente von Pinguinen und Kormoranen aus Südamerika wurden als stickstoffhaltige Substanz geschätzt und großflächig als Dünger eingesetzt. Da das Zeug aus Übersee auch Natursalpeter enthielt, verwendete man Guano außerdem zur Herstellung von Sprengstoff.

Profiler-Handbuch 2009: Kot-Code

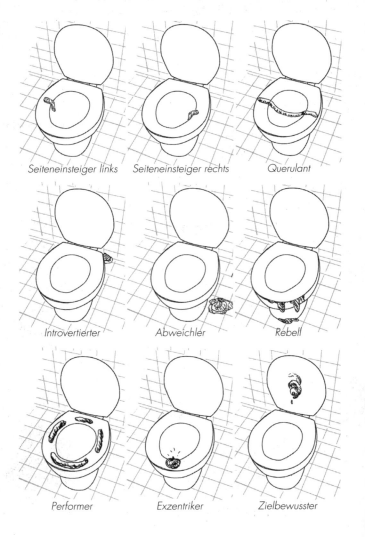

Seiteneinsteiger links   Seiteneinsteiger rechts   Querulant

Introvertierter   Abweichler   Rebell

Performer   Exzentriker   Zielbewusster

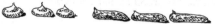

Notkot eines Matrosen
(SOS)

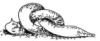

Komplizierte
Persönlichkeit

Normalkot
Südliche Halbkugel   Nördliche Halbkugel
(rechtsdrehend)   (linksdrehend)

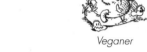

Veganer

EU-Normkot (raum-
sparend/stapelbar)

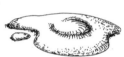 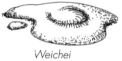

Weichei

Korinthenkacker

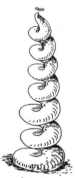

Rotarier

Granitkot

Fälschung (China)

Holzarbeit
Oberammergau

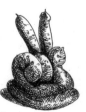

Bankmanager

- Der deutsche Gelehrte Johann Joachim Becher (1635–1682) glaubte, dass im Kot noch Reste eines sogenannten Lebensfeuers enthalten seien und Exkremente daher einen therapeutischen Nutzen hätten – besonders wenn es sich um die Scheiße gesunder, kräftiger Menschen handelte. Becher war nicht der einzige Gelehrte seiner Zeit, der diese Ansicht vertrat. Bei der Herstellung von duftenden Essenzen wurde sie sogar in die Praxis umgesetzt. So enthielt das Eau de Milles Fleurs (Tausendblümchenwasser) meist menschliche Exkremente.

- Bei der Bekämpfung von Seuchen spielten Exkremente ebenfalls eine Rolle. In Städten, die von der Pest heimgesucht wurden – wie etwa in Madrid –, wurde angeblich zeitweise menschlicher Kot in den Straßen verteilt. Andernorts öffnete man die Kloakengruben in der Hoffnung, dass der freigesetzte Gestank die Pest vertreibe. So ließ der englische König Charles II. (1630–1685) während einer Pestepidemie die Abwassergruben Londons öffnen.

Anekdotisches

- Im 18. Jahrhundert hatten die Menschen panische Angst vor dem Gestank von Kot, der wie viele andere Gerüche als Auslöser schwerer Krankheiten galt. So beschreibt der Mediziner Jean-Noël Hallé eine Szene, die sich im Jahr 1782 bei der Reinigung einer Pariser Sickergrube ergab. Hallé nutzte die Gelegenheit, um die schwankende Intensität des Gestanks menschlicher Hinterlassenschaften zu messen. Dabei erlitt ein Gehilfe – ein Kloakenfeger – einen Erstickungsanfall und stürzte in die stinkende Grube. Es gelang nur unter größter Mühe und Würgen, den Mann aus der Grube zu bergen. Die Anwesenden waren überzeugt, dass der Mann dem Tode geweiht war. Wiederbelebungsversuche verliefen erfolglos. Schließlich beteiligte sich ein Mann an der Rettungsaktion, der für eine Gesellschaft arbeitete, die Ventilatoren zur Reinigung von Sickergruben bereitstellte. Als er die Luft einatmete, die dem Mund des siechen Kloakenfegers entströmte, reagierte er hysterisch. Hallé berichtet, dass jener Monsieur Verville aufsprang, »Ich bin tot!« schrie, niedersank, sich brüllend aufbäumte und dann das Bewusstsein verlor. Monsieur Verville starb zwar nicht, litt aber wohl noch lange – die Macht der Einbildung. Sowohl Kloakengas als auch der Atem eines Sterbenden galten damals als tödlich.

- Die Angst vor krankmachenden Gerüchen und faulenden Ausdünstungen trieb die Wissenschaft im 18. Jahrhundert zu seltsamen Blüten. Gelehrte beschäftigten sich mit körperlichen Phänomenen, die sie als Fortschritte des Todes zu Lebzeiten betrachteten: Rülpsen, Blähungen, Furzen, Koliken und Durchfälle. Den eigenen Exkrementen schenkte man besondere Aufmerksamkeit: Am Hof des französischen Königs Ludwig XVI. wurde der Stuhlgang wachsam diskutiert. Der Philosoph Voltaire leitete aus dem wachsenden Abscheu gegenüber Exkrementen die Ansicht ab, dass der Mensch nicht nach dem

Ebenbild Gottes geschaffen sei, da dieser keineswegs solchen körperlichen Zwängen unterworfen sein könne. Zugleich brachten diese Zeit und ihr Kreisen um die eigenen Hinterlassenschaften die Ansicht hervor, dass von Fäkalien eine egalitäre Botschaft ausginge. Louis-Sébastien Mercier argumentierte, die Exkremente in den Straßen von Paris gemahnten daran, dass die Menschen bei der Entleerung ihres Darms alle gleich seien.

- Der französische Anatom und Physiologe Marie François Xavier Bichat (1771–1802) sezierte während seines kurzen Lebens um die 600 Leichen. Der Begründer der Histologie, der Lehre von den mikroskopisch feinen Geweben, war überzeugt, dass sein Organismus über die Haut den Geruch annehme, den die toten Körper auf dem Seziertisch verströmten. Um diese Hypothese zu beweisen, untersuchte er den Geruch seiner Darmwinde. Bichat war aufgefallen, dass seine Fürze nach einem Arbeitstag am Seziertisch ähnlich rochen wie die verwesenden Leiber unter seinem Skalpell. Zum Test stopfte er sich die Nasenlöcher zu und atmete mit Hilfe eines Schlauchs, durch den er Luft aus einem recht weit entfernten Fenster ansaugen konnte. Nach einer Stunde Arbeit im Labor, in dem sich »zwei mächtig stinkende Leichen« befanden, widmete er sich abermals dem Geruch seiner Darmwinde. Da diese »einen durchaus vergleichbaren Geruch« wie die Leichen hatten, war für Bichat der Beweis erbracht: Externer Gestank überträgt sich auf den menschlichen Organismus, auch ohne dass er eingeatmet wird.

- Die Erfindung der Toilette mit Spülung wird mehreren Menschen zugeschrieben. Der englische Dichter Sir John Harrington (1561–1612) entwickelte das erste Wasserklosett. Angeblich geschah dies im Jahr 1596 im Auftrag der Königin Elizabeth I. Harrington installierte den Prototyp in seinem Anwesen in Kelston, Somerset, und beschrieb diesen in einer detaillierten Bauanleitung. Seine Zeitgenossen betrachteten die Erfindung mit einer Mischung aus Belustigung und Skepsis, so dass sie wieder in Vergessenheit geriet. Der Schotte Alexander Cummings (1733–1814) erhielt fast 200 Jahre später das erste Patent auf eine Toilette mit Wasserspülung (1775). Seine Leistung war die Entwicklung des Siphons, eines S-förmig gebogenen Rohrs, das noch heute für Toiletten oder Waschbecken verwendet wird, um unangenehmen Geruch zu vermeiden. Da in dem gebogenen Rohr stets etwas Wasser steht, können keine Gase aus der Kanalisation zurückströmen. Dann ist in diesem Zusammenhang noch der englische Klempner Thomas Crapper (1836–1910) zu erwähnen, dem zumindest im englischsprachigen Raum häufig unterstellt wird, er habe die Toilette erfunden. Das scheint jedoch eine Legende zu sein. Crapper machte sich zwar tatsächlich um die Verbreitung und Verbesserung des Wasserklosetts verdient. Als sein Erfinder gilt er aber zu unrecht: Sein Name Crapper ist daran schuld. Crap ist ein englischer Kraftausdruck und bedeutet scheißen oder Scheiße. Thomas Crapper gilt vielen deshalb nicht nur als Vater der Toilette, sondern auch als Ursprung des Wortes Crap.

- Kot ist der Name je eines Orts in Afghanistan und Slowenien.

- In der Jägersprache wird tierischer Kot als Losung bezeichnet. Der Begriff Köter leitet sich von Kot her.

- Die eigentliche Bedeutung des Wortes »Kot« ist Dreck oder Schmutz. In manchen Bereichen hat sich diese Bedeutung erhalten, etwa in der Automobilindustrie: Die Bezeichnung Kotflügel hat nichts mit Exkrementen zu tun. Schon die Abdeckung von Kutschenrädern, die den Dreck der Straßen auffangen sollten, wurde so genannt. Dieser wurde damals übrigens noch als Straßenkot bezeichnet – auch das bedeutete nicht zwangsläufig, dass es sich um die Ausscheidung eines Menschen oder Tieres handelte.

- Die Chinesen haben als erste Kultur Papier zur Körperreinigung nach dem Stuhlgang verwendet. Angeblich wurde im Jahr 1391 für den damaligen Kaiser des Reiches erstmals Toilettenpapier produziert. Binnen weniger Jahre stellte das kaiserliche Versorgungsamt jährlich etwa 720 000 Blatt Klopapier her. Die einzelnen Blätter hatten eine Fläche von je einem halben Quadratmeter.

- Die Entwickler von Klopapier bei Procter und Gamble ordnen die Verbraucher in vier Kategorien ein: Falter, Knüller, Wickler und Ein-Blatt-Abreißer. 90 Prozent der Deutschen falten das Klopapier, bevor sie es benutzen – das ist wohl der Grund dafür, dass die Anzahl der Lagen ein so wichtiges Werbeargument ist. Nur sechs Prozent knüllen das Papier. Über die Größe der übrigen zwei Gruppen gibt es kaum Zahlen. Im Ausland wird Klopapier anders verwendet. In Großbritannien knüllt jeder dritte, in Frankreich ist diese Art der Anwendung ebenfalls weitverbreitet und in den USA Standard. Aus diesem Grund ist das Klopapier in den USA so dünn – das Material wird ja ohnehin zu einem Knödel zusammengeknuddelt.

- Vogelkot gilt als besonders aggressiv. Die scharfen Exkremente der Tiere greifen zum Beispiel Lacke auf Autos und Denkmäler besonders schnell an.

- In Japan erfreuen sich beheizbare Toilettenbrillen großer Verbreitung. Dort ertönt in Toilettenanlagen auch gelegentlich künstliches Plätschern oder Musik während der Verrichtung, um unfreiwilligen Zuhörern das Geräusch des Nachbarn zu ersparen.

Sitten und Rituale

- In Europa und den westlich geprägten Industriestaaten verwenden wir Toilettenpapier. Das soll sicherstellen, dass wir mit unserem eigenen Stuhlgang so wenig wie möglich in Berührung kommen. Viele Kulturen lehnen die Reinigung mit Klopapier als ekelhaft ab. In Indien, vielen arabischen Ländern und auch Teilen Südostasiens wird der After nach dem Stuhlgang hingegen unter laufendem Wasser mit der linken Hand abgewaschen. Meist wird dazu ein Schlauch oder ein Becher verwendet. Die linke Hand wird anschließend zwar gründlich gewaschen, gilt aber dennoch vielen als unrein. Gegessen oder gegrüßt wird deshalb prinzipiell mit der rechten Hand. Für Menschen aus dem westlichen Kulturkreis klingt diese Art der Hygiene widerwärtig, tatsächlich ist sie effektiver und sauberer als die Reinigung mit Toilettenpapier.

- Frankreichs Könige und Fürsten empfingen gelegentlich Gäste, während sie auf einem sogenannten Kackstuhl defäkierten. Oft wird dieses Verhalten mit mangelnder Scham erklärt. Als wahrscheinlicher gilt jedoch die Erklärung, wonach es als besondere Machtdemonstration des Fürsten galt, jemanden am Kackstuhl zu empfangen. Indem er seine Gäste während einer geringgeschätzten körperlichen Verrichtung empfing, signalisierte der Herrscher Missachtung und dass sie kaum etwas von ihrem Besuch zu erwarten hätten.

- Laut zeitgenössischen Berichten waren französische Schlösser und Städte vom 16. bis zum 18. Jahrhundert im wörtlichen Sinne völlig zugeschissen. Vor allem Versailles muss stark besudelt gewesen sein. Vom 16. Jahrhundert an wurden Klos in französischen Schlössern nach und nach abgeschafft. Es galt als fein, den Gestank der Plumpsklos aus den prunkvollen Gebäuden zu verbannen. Der europäische Adel eiferte dem französischen Hof nach: Wer auf Stil Wert legte, verzichtete auf einen Abort. Diese Mode zwang die Menschen dazu, ihre Notdurft in

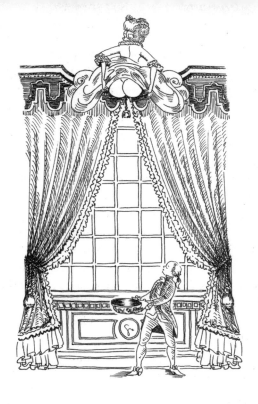

den Gärten und Schlossparks zu verrichten. Allerdings
waren in den repräsentativen und sehr weitläufigen Anla-
gen die Wege oft zu weit. Im Schloss Versailles etwa, das
Frankreichs Sonnenkönig Ludwig XIV. zur riesigen Re-
sidenz ausbauen ließ, war allein die den Gärten zuge-
wandte Fassade mehr als einen halben Kilometer lang.
Täglich gingen Tausende Menschen in dem Schloss ein
und aus. Und alle mussten irgendwann auf die Toilette,
die es nicht gab. Der Weg in den Park hinter einen sauber
getrimmten Busch war oft zu weit. Also schissen der

Diener, die Hofdame, der Adelige, die Hochwohlgeborene notgedrungen in jenen stillen und entlegenen Winkel des Schlosses, in dem ihn das Bedürfnis ereilte – hinter einen Vorhang, ein Möbelstück oder in einen offenen Kamin. Es stank erbärmlich in Versailles und anderen Schlössern. In einem Brief an die Kurfürstin von Hannover schrieb Liselotte von der Pfalz, Herzogin von Orleans: »Fontainebleau, 9. Oktober 1694, Sie sind sehr glücklich, dass Sie scheißen gehen können, wann Sie wollen, scheißen Sie also nach Herzenslust! Bei uns hier ist es ganz anders, wo ich gezwungen bin, mit dem Scheißen bis zum Abend zu warten; in den Häusern am Waldrand gibt es keinen Abort. Ich habe das Pech, ein solches zu bewohnen, und muss deswegen zum Scheißen leider nach draußen gehen, was mich verdrießt, weil ich es liebe, nach meinem Belieben zu scheißen, wenn mein Hintern auf nichts Rücksicht nehmen muss. Item sieht uns jeder scheißen; es kommen Männer, Frauen, Mädchen, Knaben, Priester, Schweizer vorbei. Sie sehen daran, dass kein Vergnügen ohne Verdruss ist und dass ich in Fontainebleau dann, wenn man gar nicht scheißen müsste, wie ein Fisch im Wasser leben würde.«

• Der Soziologe Hans-Peter Duerr berichtet in seinem Werk »Nacktheit und Scham. Der Mythos vom Zivilisationsprozess«, wie sehr es bei zwei Naturvölkern mit Scham besetzt ist, bei der Defäkation überrascht zu werden, etwa bei den Micmac, einem indianischen Volk aus dem Nordosten Amerikas. Als ein Geschwisterpaar sich im Wald aufhielt, so wird berichtet, entdeckte die Schwester einige Kotspritzer an der Kleidung ihres Bruders. Darauf war klar, dass er sich eben erleichtert hatte. Der Bruder war so beschämt, dass er sich das Leben nahm. Von einigen Stämmen aus Neuguinea wird von einer anderen Weise berichtet, die Schmach loszuwerden, wenn man beim Stuhlgang ertappt wurde. Entdecke etwa ein Mann eine Frau, die sich gerade erleichtert, sei es üblich, berichtet Hans-Peter Duerr, dass er zu ihr hingeht und fragt, ob sie mit ihm schlafen wolle. Es sei die Regel, dass die Frau einwillige, denn die Intimität, die durch den Koitus zwischen beiden entstehe, vertreibe die Scham, beim Stuhlgang entdeckt worden zu sein.

- Im 18. Jahrhundert war es in Hamburg noch üblich, dass auf Märkten Frauen einen sogenannten Defäkationskübel anboten. Gegen eine Gebühr konnten Männer und Frauen in diesen Eimer scheißen, während sie einen Ledermantel um die Taille trugen, der sie vor den Blicken der Marktbesucher schützte.

- Menschen, die in früheren Zeiten in Europa an Verstopfung litten, versuchten sich angeblich zu helfen, indem sie Speck aßen. Allerdings führte dieses seltsame Ritual angeblich nur dann zu einem erlösenden Stuhlgang, wenn der Speck gestohlen war.

- Ein Tier beim Kacken zu beobachten, brachte den Menschen einem alten Glauben in Mexiko zufolge körperliches Unglück ein: Wer so etwas sehe, dem wachse ein Gerstenkorn am Auge.

- Im Burgund in Frankreich wurde zu früheren Zeiten der Tag des Heiligen Urban gefeiert, indem die Menschen einen kleinen Schrein bauten, der mit Wein übergossen wurde. War das Wetter schlecht, galt dies als Vorzeichen für eine schlechte Ernte – worauf der Schrein des heiligen Urban statt mit Wein mit dem Kot der Haustiere begossen wurde.

Kunst

- Der italienische Künstler Piero Manzoni erklärte 1961 seinen eigenen Kot zur Kunst. Unter dem Schlagwort »Künstlerscheiße« (merda d'artista) füllte Manzoni je 30 Gramm seiner Fäkalien in 90 Dosen, die durchnumeriert und mehrsprachig mit »Künstlerscheiße« beschriftet wurden. Anschließend ließ er die Dosen in Gold aufwiegen: Er bot sie zu dem Preis an, den die gleiche Menge des Edelmetalls damals kostete. Manzoni verkaufte alle 90 Dosen, die heute in Museen auf der ganzen Welt stehen und zu wesentlich höheren Preisen gehandelt werden. Nur einige Besitzer der Kacke-Dosen hatten Pech: Wegen entstehender Faulgase explodierten die Behälter.

- Der belgische Künstler Wim Delvoye ist vor allem für seine »Cloaca« bekannt. Dies ist eine Maschine, die den menschlichen Verdauungsvorgang simuliert. Der Apparat scheidet Exkremente aus, die äußerlich kaum von denen eines Menschen zu unterscheiden sind. Museen auf der ganzen Welt stellten die Cloaca-Maschinen aus, an deren

Ende braune Würste auf ein Fließband plumpsen. Eine weitere künstlerische Vorliebe des Belgiers ist es, Schweine zu tätowieren.

- Der chinesisch-kanadische Künstler Terence Koh verkaufte auf der Kunstmesse Art Basel 2006 vergoldeten Kot in Glasvitrinen für etwa eine halbe Million Euro. Für andere Installationen kombinierte er weitere Körperausscheidungen mit Luxusartikeln: So plazierte er Erbrochenes und Sperma neben einen Lippenstift von Chanel und eine Dinosaurierfigur aus Plastik.

- Der britische Künstler Marc Quinn modellierte im Jahr 1997 seinen eigenen Kopf aus seinen Exkrementen nach. Die Plastik aus Scheiße nannte er konsequenterweise »Shit Head«. Mit seinem Selbstbildnis aus Kot habe er zeigen wollen, wie sich Materie »in eine lebende Person verwandeln kann«.

- Der Franzose Joseph Pujol (1857–1945) wurde weltweit als Kunstfurzer bekannt. Der Bäckermeister trat im Moulin Rouge auf und erhielt dort während seiner besten Zeit angeblich mehr Gage als die berühmte Schauspielerin Sarah Bernhardt. Joseph Pujol hatte bereits während seiner Jugend entdeckt, dass er mit seinem Schließmuskel Luft ansaugen und mittels weitgehend geruchloser Fürze wieder kontrolliert abgeben konnte. In dieser Tätigkeit entwickelte er höchste Meisterschaft und lernte sogar, die Tonhöhe seiner Darmwinde zu modulieren. Bisweilen setzte er sich ein Blasinstrument in den Hintern ein und spielte einfache Melodien. Angeblich konnte er ohne Hilfsmittel eine Tuba nachahmen und die Geräusche des großen Erdbebens von San Francisco 1906 simulieren. Als 1914 der Erste Weltkrieg ausbrach, hatte der Vater von zehn Kindern genug vom Kunstfurzen und kehrte in seinen Beruf als Bäcker zurück.

Kenner und Liebhaber

• Sexuelle Lust, die durch Kot hervorgerufen wird, bezeichnet man als Koprophilie. Dabei kann es sein, dass Menschen sexuelle Lust empfinden, wenn sie andere beim Stuhlgang beobachten oder wenn ihr Körper in Kontakt mit Kot gerät. Häufig werden die Ausscheidungen auf dem Körper verschmiert. Als Koprophagie bezeichnet man die sexuelle Vorliebe, Kot zu essen. Im Laufe der Jahre 2007 und 2008 wurde ein Pornofilm, in dem diese Praktik gezeigt wird, im Internet bekannt. In »2 Girls, 1 Cup« koten zwei Frauen in ein Glas, essen die Exkremente und übergeben sich. Bekannt wurden besonders die sogenannten Reaction-Videos, von denen viele auf der Videoplattform Youtube.com veröffentlicht wurden. In diesen Filmen sieht man nur die Gesichter von Menschen, die sich »2 Girls, 1 Cup« ansehen. Der Ablauf ist stets gleich: Die Gesichter verzerren sich vor Abscheu und Ekel. Dabei ist unübersehbar, dass die Betrachter glauben, das Schlimmste in dem Film sei bereits überstanden. Das stimmt nicht, und das ist den Gesichtern anschließend deutlich anzusehen.

- Der französische Ingenieur und Erfinder Jacques de Vaucanson (1709–1782 in Paris) schuf allerlei seltsame Automaten. So konstruierte er einen Flötenspieler, der mit Hilfe einer Drehwalze zwölf Lieder spielen konnte. Vaucansons Ziel war es, ein künstliches Wesen zu schaffen, das dem Menschen möglichst nahekam. Das gelang ihm nicht. Immerhin schuf er eine automatische Ente. Das Metalltier bestand aus etwa 400 Einzelteilen, konnte mit den Flügeln flattern, schnattern und Wasser trinken. Der künstliche Vogel hatte sogar einen künstlichen Verdauungsapparat. Die Automaten-Ente pickte Körner auf und verdaute sie in einer chemischen Reaktion in einem künstlichen Darm. Das ausgeschiedene Ergebnis hatte eine naturgetreue Konsistenz.

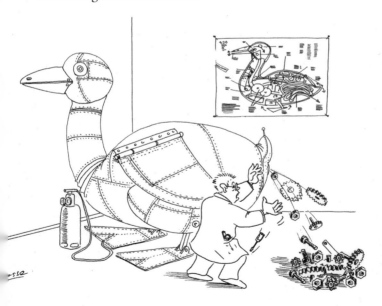

SPERMA – der Keim des Lebens. Was sich in diesem milchig trüben Saft tummelt

Der Großteil des Spermas besteht nicht aus Samenzellen und stammt auch nicht aus dem Hoden. Es sind vielmehr verschiedene Flüssigkeiten und vom Körper vorsorglich mitgegebener Reiseproviant, die über die Spermamenge bestimmen. Sie werden den Keimzellen beigemischt, damit sie ihren Bestimmungsort überhaupt erreichen können.

Natürlich ist Sperma samt den darin enthaltenen Samenzellen der Stoff, mit dem Nachwuchs gezeugt wird. Trotzdem ist das Gewese erstaunlich, das um die Keimzellen gemacht wurde – und wird. So wurden in den letzten Jahrzehnten mehrere Samenbanken für Nobelpreisträger oder Prominente geplant und wieder verworfen. Zumeist wurde jedenfalls nichts daraus. Immerhin gibt es heute Samenbanken mit dem Sperma von Elefanten, Koalas und Yaks.

Seit es Menschen gibt, tauchen Rezepte, Gerüchte und Verhaltensmaßregeln dafür auf, was die Mannes- und Zeugungskraft stärkt und was nicht. Forscher haben die Eigenschaften des Spermas klassifiziert, schließlich kann es unterschiedlich riechen und schmecken. Die besondere Note ist dabei angeblich stark von der Ernährung des Mannes abhängig.

Vielen gilt die Menge des Spermas als Zeichen ihrer Potenz. Doch Männer mögen mit dem Alter Erektionsschwierigkeiten bekommen, die Zeugungskraft des Spermas verändert sich auch bei Senioren nur geringfügig – es wird bis ins hohe Alter stets frisch gebildet. Sperma kann zudem in unterschiedlichen Geschwindigkeiten ausgestoßen werden, je nachdem, wie groß die Konkurrenz ist. Dabei wollen die meisten Spermien den Körper vermutlich gar nicht verlassen. Die Quelle für diese Behauptung ist der Dialog der Spermien in Woody Allens Komödie »Was Sie schon immer über Sex wissen wollten, aber bisher nicht zu fragen wagten« von 1972. Die Keimzellen fürchten sich in der Filmszene offensichtlich davor, dass es nach dem Rendezvous zum Äußersten kommen könnte.

Steckbrief

- Sperma besteht aus zellulären Bestandteilen, den reifen Samenzellen, und dem Sekret der akzessorischen Geschlechtsdrüsen (das sind die Prostata und kleinere Drüsen) sowie dem Samenplasma (Seminalplasma). Im Schnitt beträgt das Volumen eines menschlichen Samenergusses zwei bis sechs Milliliter (und der Energiegehalt etwa fünf Kilokalorien), wobei ein Milliliter durchschnittlich 20 bis 150 Millionen Spermien enthält. Diese nehmen nur 0,5 Prozent des gesamten Ejakulats ein – der Rest ist Samenflüssigkeit. Zum Vergleich: Beim Hengst – als solchen lassen sich Männer ja angeblich gerne bezeichnen – können es 200 bis 300 Millionen Spermien pro Milliliter sein.

- Das frische Ejakulat eines gesunden, geschlechtsreifen Mannes ist milchig trüb, leicht glänzend, besitzt einen pH-Wert zwischen 7 und 7,8 und ist mit glasigen klebrigen Fäden durchsetzt. Gelegentlich, wie beispielsweise nach längerer Enthaltsamkeit, findet man gelbe Pigmente, sogenannte Flavine, wodurch das Sperma zuweilen leicht gelblich wirken kann.

- Unter ultraviolettem Licht leuchtet Sperma bläulich; auch Waschen befreit mit Sperma »kontaminiertes« Gewebe nicht von der fluoreszierenden Eigenschaft, was für die Gerichtsmedizin von Bedeutung ist.

- Spermien können in flüssigem Samenplasma außerhalb des Körpers bis zu zwölf Stunden überleben. Wenn jedoch Sperma auf ein Handtuch, auf Zellstoff oder Ähnliches gelangt und dort an der Luft trocknet, hat es nur eine Überlebensspanne von ein paar Minuten.

- Die Samenflüssigkeit ist meist leicht salz- und proteinhaltig und enthält Substanzen wie Dopamin, Noradrenalin, Tyrosin, die Bindungshormone Oxytocin und Vasopressin sowie verschiedene Östrogene, Pheromon, β-Endorphin und als Hauptbestandteil Wasser.

- Mengenmäßigen Anteil am Ejakulat haben:

Hoden und Nebenhoden:	5 Prozent
Samenbläschen:	65–75 Prozent
Prostata:	10–30 Prozent
Cowpersche Drüsen:	2–5 Prozent

- Es gibt Hinweise dafür, dass Bestandteile der Samenflüssigkeit die Produktion von Zytokinen in der Gebärmutter anregen. Diese begünstigen wiederum die Einnistung der befruchteten Eizelle in die Gebärmutterschleimhaut.

- Cyclamal ist der Stoff, der Maiglöckchen nach Maiglöckchen duften lässt. Er ist auch Eizellen zu eigen. Auf menschliche Spermien übt dieser Geruch eine besondere

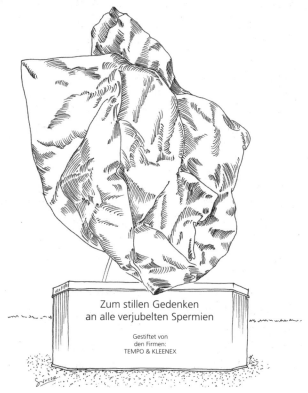

Zum stillen Gedenken
an alle verjubelten Spermien

Gestiftet von
den Firmen:
TEMPO & KLEENEX

Faszination aus. Riecht es nach Cyclamal, verdoppeln die Spermien ihre Geschwindigkeit und schwimmen direkt auf die Duftquelle zu: die weibliche Eizelle.

- Der Geruch frischen Spermas wird in einschlägigen Medizinbüchern einhellig als »kastanienblütenartig« angegeben. Naturfreunde werden diesen Vergleichsduft besonders intensiv erleben, wenn es gerade frisch auf einen blühenden Kastanienbaum geregnet hat.

Rekorde

- Stanislav Lem schrieb im Jahr 1983 in seinem Buch »Eine Minute der Menschheit«, dass weltweit jede Minute 430 000 Hektoliter Sperma ejakuliert würden. Wie der polnische Philosoph und Autor diese Menge bestimmt hat, wird sein Geheimnis bleiben. Sicher ist, dass die Weltbevölkerung seit 1983 kräftig gewachsen ist und damit auch die Menge des pro Minute produzierten Spermas zugenommen hat.

- Die ersten beiden Samenbanken der Welt eröffneten 1964: eine in der japanischen Hauptstadt Tokio, die andere in Iowa City im US-Bundestaat Iowa.

- Fruchtfliegen der Art Drosophila bifurca produzieren die längsten in der Wissenschaft bekannten Spermien. Laut einer Studie, die der Biologe Scott Pitnick im Wissenschaftsjournal *Nature* veröffentlichte, erreicht ein Spermium dieser Fliegen eine Länge von 5,08 Zentimetern – allerdings nur wenn das Spermium ausgerollt wird.

- Wenn ein Südlicher Glattwal ejakuliert, stößt das Tier schier unfassbare 20 Liter Sperma aus. Mehr schafft kein Lebewesen der Erde. Die Wale tragen die mit einem Gesamtgewicht von je 450 Kilogramm schwersten Hoden des Tierreichs – das Paar Keimdrüsen wiegt fast eine Tonne.

- Bei alten Männern sind die Spermien zwar etwas weniger flink als bei jungen – dennoch stehen alte Herren mit ihren drei Millilitern jüngeren Kerlen um kein Tröpfchen nach. Die Spermien der Alten können genauso eifrig in weibliche Eizellen eindringen wie die junger Männer. Außerdem enthält die Samenflüssigkeit der 60- bis 90-Jährigen sogar im Durchschnitt 125 Millionen Spermienzellen pro Milliliter gegenüber den etwa 75 Millionen Spermienzellen bei jungen Männern. Wahrscheinlich liegt das daran, dass die älteren Männer ihren Samen in der Regel länger bei sich behalten.

- Die fragwürdige Regel »Tausend Schuss und dann ist Schluss« gehört ins Reich der Legenden. Nach jedem Erguss wird neue Samenflüssigkeit wieder frisch in den Hoden, den Samenbläschen und der Prostata zubereitet. Nicht ganz so gut ist es allerdings um die Qualität des Spermas im Alter bestellt. Mit zunehmendem Alter ist die Erbsubstanz der Spermien immer weniger intakt. Die Spermien altern – auch wenn man es ihnen äußerlich nicht ansieht. Etwa um das 50. Lebensjahr herum sind bei Männern etwa 30 Prozent der DNA-Stränge in den Spermien nicht mehr unversehrt. Dies ist ungefähr der Schwellenwert, der zu einer deutlichen Verminderung der Fruchtbarkeit führt.

Nutzwert

• Konkurrenz sorgt für einen Samenerguss, der heutzutage meist als vorzeitig bezeichnet wird. Das haben Wissenschaftler der Universität Liverpool an Mäusen festgestellt. Männliche Tiere ejakulierten wesentlich schneller, wenn ein männlicher Rivale in der Nähe war. Dieser Zusammenhang, so argumentierten die Wissenschaftler, sei auch auf andere Säugetiere wie den Menschen übertragbar. Aus evolutionärer Sicht klingt das logisch. Je schneller ein Mann sein Sperma während des Aktes verschießt, desto geringer ist die Wahrscheinlichkeit, dass störende Faktoren seinen Fortpflanzungserfolg verhindern.

• An einem einzigen Tag kann ein Mann bis zu 300 Millionen Spermien produzieren. Da bei der Befruchtung lediglich ein Spermium mit der Eizelle der Frau verschmilzt, ließen sich mit dieser Menge theoretisch sämtliche Bewohnerinnen Europas befruchten. Wozu betreibt der Körper des Mannes diese gigantische Verschwendung? Laut den britischen Biologen Robin Baker und Mark Bellis ist das so, weil nicht jedes Spermium am Wettlauf zur Eizelle teilnimmt. Dieses Privileg bleibe einem Prozent der Samenzellen vorbehalten. Die übrigen 99 Prozent der Spermien erfüllen andere Aufgaben. So spekulieren die beiden Biologen, dass diese die eigene fruchtbare Vorhut abschirmen. Sogenannte Blockierer stellen die Wege zu, die das Sperma eines Konkurrenten nehmen würde, während die aggressiven Kämpfer die Samen eines Nebenbuhlers sogar attackieren. Eine gewagte Theorie, die nach einer Mischung aus Fußball und Ameisenstaat klingt.

- Ein Mann ejakuliert nicht immer die gleiche Menge Spermien. Vielmehr richtet sich diese auch nach dem Verhalten der Partnerin. Hat ein Mann die ganze Zeit seit dem letzten Beischlaf mit seiner Frau verbracht, schwimmen nur etwa 100 Millionen Spermien im Ejakulat – die Wahrscheinlichkeit, dass sie fremdgegangen ist, ist gering. Der Mann beziehungsweise sein Sperma muss keinen Konkurrenten übertreffen, der Körper kann etwas weniger investieren. Hat das Paar hingegen drei Tage getrennt verbracht, steigt die Menge der Spermien in einem Erguss sprunghaft auf bis zu 500 Millionen an. Wenn Männer masturbieren, variiert die Menge der Spermien in den Ergüssen nicht.

- Nach dem Beischlaf ist jedes Lebewesen traurig. Das hatte zumindest Aristoteles vermutet: »Post coitum omne animal triste«, schrieb er. Etwa 2500 Jahre nach dem Ausspruch von Aristoteles hat ein US-Forscherteam um Gordon Gallup junior von der State University in New York entdeckt, dass das Gegenteil richtig sein könnte. Gallup war der Frage nachgegangen, ob Sperma antidepressive Eigenschaften aufweisen könnte und hat seine Ergebnisse im Fachblatt *Archives of Sexual Behavior* veröffentlicht. Die Forscher wählten ein ungewöhnliches Studienprotokoll. Sie untersuchten die Depressionsrate von 293 Studentinnen und unterteilten sie in drei Gruppen, abhängig davon, ob sie Sex mit oder ohne Kondom praktizierten. Mit Hilfe eines standardisierten Stimmungstests und einer üblichen Depressionsskala zeigte sich, dass Frauen, deren Partner nie Kondome benutzten, am glücklichsten waren und am seltensten Suizidversuche unternommen hatten. In der Stimmungshitliste folgten die Frauen, deren Partner gelegentlich Kondome gebrauchten. Am unzufriedensten waren Frauen, deren Partner immer Kondome benutzten. Sie wurden in der Rate der Selbstmordversuche nur noch von Frauen übertroffen, die sexuell abstinent waren. Gallup und seine Kollegen vermuten, dass die im Samen enthaltenen Hormone durch Vagina und Gebärmutter in das Blutsystem aufgenommen werden und so zur Stimmungsaufhellung beitragen können.

• Ausgelöst durch die sexuelle Erregung innerviert das Nervensystem des Parasympathikus die Cowperschen Drüsen und regt sie zur Sekretion eines verhältnismäßig kleinen Spermabeitrags von zwei bis fünf Prozent klarem Schleim an – das ist das sogenannte »Sehnsuchtströpfchen«. Das auch als Präejakulat bezeichnete Sekret dient als Gleitmittel und vermutlich vor allem zur Neutralisierung von Harnresten, eventuell auch des sauren Scheidenmilieus.

Anekdotisches

• Samenbanken bewahren nicht nur das Sperma von Männern auf. In Australien haben Wissenschaftler eine Samenbank mit dem Sperma von Koalabären aufgebaut. In Thailand existiert eine Elefanten-Samenbank, der Zoo im chinesischen Shanghai unterhält eine Bank für Tiger-Sperma. In Tibet gibt es hingegen seit 1994 eine Yak-Samenbank.

• Der Amerikaner William Shockley erhielt 1956 den Nobelpreis für Physik für seine Arbeiten über Halbleiter und den Transistoreffekt. In den 1980er Jahren stellte William Shockley sein Sperma dem »Repository for Germinal Choice« zur Verfügung – einer Samenbank, die der Geschäftsmann Robert Clark Graham 1980 gegründet hatte. Die Samenbank wurde oft »Nobelpreis-Samenbank« genannt, da Graham ursprünglich nur das Sperma von Nobelpreisträgern lagern wollte, um damit lauter kleine Genies zu zeugen. Da nur wenige Nobelpreisträger ihr Sperma abgaben – William Shockley war der Einzige, der öffentlich dazu stand –, war Graham gezwungen, die Kriterien zur Auswahl seiner Spender zu lockern. Bis zum Jahr 1999, dem Jahr, in dem die Samenbank geschlossen wurde, entstanden 218 Kinder mit dem Sperma aus den Hoden angeblicher und tatsächlicher Genies. Graham starb bereits 1997 im Alter von 90 auf einer Reise, von der er Samenspenden zurückbringen wollte. Er stürzte und ertrank in der Badewanne seines Hotelzimmers.

- Im Jahr 1976 kündigte Joey Skaggs die Eröffnung einer Prominenten-Samenbank in New York an. Stars wie Mick Jagger, Paul McCartney und Bob Dylan hätten bereits ihr Sperma zur Verfügung gestellt, behauptete der Mann. Am Tag der Eröffnung hatte sich ein Pulk Menschen eingefunden: Hysterische weibliche Fans sowie protestierende Moralisten und Feministinnen. Als Skaggs die Räume öffnete, erklärte er, die Samenproben seien gestohlen worden und die Verbrecher würden Lösegeld für das Super-Star-Sperma fordern. Joey Skaggs narrte die Medien und viele Menschen in den USA immer wieder mit ähnlichen Aktionen, die er unter den Pseudonymen Kim Yung Soo, Joe Bones, Joseph Bonuso, Giuseppe Scaggioli, Dr. Joseph Gergor und Reverend Anthony Joseph organisierte.

- Die sehr seltene Sperma-Allergie ist selbst unter Ärzten relativ unbekannt. Bis zum Jahr 2000 wurden weltweit nur etwa 60 Fälle diagnostiziert. Bei Männern hat man bislang nicht beobachtet, dass sie eine Allergie auf fremdes Sperma entwickeln. Manche Frauen reagieren hingegen auf ein Protein in der Samenflüssigkeit, die Spermien selbst wirken nicht allergen. Bestimmte Antikörper sprechen innerhalb von zehn bis 30 Minuten auf die Proteine in der Samenflüssigkeit an. Es kommt zu Brennen und Juckreiz, zu Schwellungen und Hautausschlägen im Intimbereich, in Extremfällen auch zu Durchfall, Erbrechen oder gar zum anaphylaktischen Schock. Betroffenen wird geraten, beim Geschlechtsverkehr ein Kondom zu verwenden. Schwierig wird es für Frauen, wenn ein Kinderwunsch besteht, weil dafür der Kontakt mit den Spermien des Mannes naturgemäß unerlässlich ist. Dann müssen im Labor die Samenflüssigkeit und die Spermien getrennt und die Kinder mittels künstlicher Befruchtung gezeugt werden.

Sitten und Rituale

- Europäische Gelehrte betrachteten Sperma zeitweilig als »Grundflüssigkeit« des Lebens, aus der sich sämtliche anderen Körpersäfte bilden würden. Der männliche Samen sei gar das Leben selbst, verstiegen sich die Denker des 18. Jahrhunderts. Der Samen sorge für den animalischen Duft gesunder Männer, hieß es. Er halte die Fasern des Körpers zusammen, nähre die Organe der Männlichkeit und sorge für den Zusammenhalt von Körper und Seele. Vor allem dem Geruch des Spermas schenkten die Gelehrten große Aufmerksamkeit. Dieser galt als Zeichen von Manneskraft, weshalb etwa französische Ärzte damals vor dem zu leichtfertigen Gebrauch von Wasser warnten. Penible Waschungen schwächten die sexuelle Lust des Mannes und ließen seine Verführungskraft versiegen. Auch auf Frauen übertrage sich der Geruch des Spermas, hieß es damals. An diesem charakteristischen Duft habe ein Prager Mönch Ehebrecherinnen erkennen können, schrieb 1664 das *Journal des Savants*. Frauen, die zu häufig Geschlechtsverkehr hätten oder mit zu vielen Männern verkehrten, verbreiteten einen entsetzlichen Gestank, argumentierten andere. Die Körpersäfte der Frau würden durch zu viel Sperma regelrecht zersetzt. Aus diesem vermeintlichen Zusammenhang versuchten einige Moral-apostel abzuleiten, dass Prostitution eine Gefahr für Leib und Gesundheit darstellte.

- Laut Bibel bestrafte Gott den Onan mit dem Tode, weil dieser »seinen Samen zur Erde fallen ließ«. Dass Onan zum Namensgeber des Onanierens geworden ist, beruht jedoch auf einem Missverständnis. Onan masturbierte nicht, er vollzog einen Coitus interruptus – er hatte sich geweigert, mit dem Eheweib seines verstorbenen Bruders ein Kind zu zeugen.

- Sex und Sport schließen sich nach Ansicht vieler Trainer aus. Dabei setzt Geschlechtsverkehr das körperliche Leistungsvermögen keineswegs herab. Ein Betreuer der New York Yankees hat gesagt: »Sex schadet den Burschen nicht. Es ist nur so wahnsinnig anstrengend, wenn sie deswegen die ganze Nacht hinter einem Mädchen her sein müssen.« Man hört trotzdem immer wieder von Trainern und Betreuern, die Sportlern an den Tagen vor dem Wettkampf den Geschlechtsverkehr untersagen wollen. Bei Sportlerinnen hat man von diesen Einschränkungen bisher wenig gehört. Vielleicht liegt das an dem alten Aberglauben, mit Abgabe des Spermas und des darin innewohnenden Zeugungsvermögens würden die Männer auch einen Teil ihrer Kraft und Energie verlieren. Natürlich werden beim Geschlechtsakt Energien und Kraftreserven verbraucht. Aber das ist ja nicht alles, was beim Sport wichtig ist. Sexuelle Aktivität treibt auch den Testosteronspiegel bei Männern in die Höhe, außerdem verbessert sie zumeist Laune und Aufmerksamkeit. Und ein erhöhtes Maß an Energie kann eher zu mehr Kampfkraft, mehr Leistungswillen und positiver Aggression führen. Eigenschaften, die für die meisten Sportarten nicht unwichtig sind, gilt es doch, jeden Wettkampf motiviert zu bestreiten. Von manchen Boxern wird verbreitet, dass sie unmittelbar vor ihren Kämpfen noch Sex haben. Wenn es wahr ist, motiviert es die Kämpfer vielleicht wirklich – auf jeden Fall unterstützt es das Klischee vom harten Burschen mit »Steherqualität«.

Kenner und Liebhaber

• Der Geschmack des Ejakulats eines Mannes wird durch die Ernährung beeinflusst. Welche Nahrung beziehungsweise welche Genussmittel für welche Nuancen sorgen, hat die Hamburger Psychologin und Sexualtherapeutin Angelina Borgaes in einer Versuchsreihe ermittelt. Sie bat 50 Frauen, den Geschmack des Spermas ihres Partners zu beurteilen, nachdem dieser bestimmte Nahrungsmittel zu sich genommen hatte. Die Ergebnisse: Natur pur – salzig, milchig, nussig; reichlich Knoblauch – säuerlich, faulig, muffig; fünf Aspirin – herb, fies, mistig, bitter; fünf Bier oder mehr – wie Abwaschwasser, schal, fad, abgestanden; eineinhalb Liter Ananassaft – süß, lieblich. Das Fazit: »Wer möchte, dass seine Partnerin mitmacht, sollte auf Alkohol, Aspirin und Knoblauch verzichten und statt dessen Ananassaft trinken – oder auf andere sexuelle Techniken ausweichen«, riet Borgaes.

VAGINALSEKRET –
das natürliche Gleitmittel

Unter den Körperflüssigkeiten ist das Vaginalsekret wohl besonders diskret. Es tritt kaum öffentlich in Erscheinung, wird auch unter Frauen wenig thematisiert und spielt selbst in der Kunst nur eine bescheidene Rolle. Häufig kommt Vaginalsekret allerdings in Männerphantasien vor. In derben Witzen und anzüglichen Anspielungen gilt eine erhöhte Konzentration an Vaginalsekreten zumindest als Zeichen dafür, dass eine Frau willig ist.

Für das Wohlbefinden und den Spaß beim Sex hat die Flüssigkeit eine große Bedeutung. Frauen in und nach den Wechseljahren klagen über eine durch die Hormonumstellung bedingte Trockenheit, die ihnen die Lust an der körperlichen Liebe erschwere.

Womöglich ist die Bedeutung des Vaginalsekrets für die Populärkultur bisher unterschätzt worden. Das Buch »Feuchtgebiete« von Charlotte Roche verkaufte sich allein im Jahr 2008 etwa eine Million Mal. Es geht darin um eine Frau, die sich untenrum nicht gerne wäscht. Zwar kommen auch andere Körperausscheidungen darin vor, aber Vaginalsekrete spielen eine beträchtliche Rolle für die Protagonistin. Wahrscheinlich ist diese Themenzentriertheit aber auch nur das Spiel mit einem der letzten Tabus. Die Bremer Rap-

perin Lady Bitch Ray lockte zumindest ein paar Programm-
direktoren aus der Reserve, als sie in einer Fernsehsendung
ein Döschen getrocknetes Vaginalsekret überreichte.

Steckbrief

- Die Vagina ist drüsenlos. Trotzdem gibt es das Vaginalsekret. Dies ist möglich, weil die Haut der Vagina im Verlauf des Zyklus ständig umgebaut wird und in manchen
Phasen Schleim absondert. Die Flüssigkeit setzt sich aus
dem Schleim von aus dem Gebärmutterhals abgeschilfer-
ten Zellen und einem sogenannten »Transsudat« zusammen. Täglich werden zwischen zwei und fünf Gramm
Transsudat in der Scheide gebildet; bei sexueller Erregung kann die Flüssigkeitsmenge auf mehr als das Drei-
fache ansteigen. Weitere Bestandteile des Vaginalsekrets
sind Elektrolyte – besonders Kalium, aber auch Harnstoff,
Fettsäuren, Eiweißstoffe und Immunzellen.

- Unter Östrogeneinfluss wird das in den Plattenepithel-
zellen der Scheidenhaut gebildete Glykogen mit Hilfe
von Enzymen zu den beiden Zuckern Maltose und Dex-
trose abgebaut und der Zucker anschließend zu Milchsäure vergoren. Aus diesem Grund ist das Scheidenmilieu
mit einem ph-Wert von 4 bis 4,5 ziemlich sauer.

- Döderlein-Bakterien oder Döderlein-Stäbchen heißen
die Milchsäurebakterien, die normalerweise die Scheide
der Frau im gebärfähigen Alter besiedeln. Sie sind nach

dem deutschen Frauenarzt Albert Döderlein (1860–1941) benannt. Bei der normalen Abschilferung zersetzen die Laktobazillen das Glykogen, und es bildet sich Milchsäure. Somit entsteht das physiologisch saure Milieu, wodurch krankmachende Keime am Wachstum gehindert werden. Laktobazillen können kurz nach der Geburt (unter dem Östrogeneinfluss der Mutter) und dann erst wieder ab der Pubertät nachgewiesen werden; in der Zeit dazwischen ist der Scheiden-pH-Wert alkalisch. Neben den Laktobazillen, die den sauren pH-Wert von 4 bis 4,5 brauchen, gibt es in der gesunden Vaginalflora kaum Bakterien, da andere Keime diesen ph-Wert schlecht ertragen.

- Während der unfruchtbaren Phase ist der Zervikalschleim klumpig oder dickflüssig. Er bildet dann einen Pfropfen im Muttermund. Wenn der Schleim sehr zäh ist, ist er äußerlich nicht zu beobachten, und die Scheide wirkt trocken. Je näher der Eisprung rückt, desto flüssiger und klarer wird der Schleim. In der besonders fruchtbaren Phase um den Eisprung herum wird er »spinnbar« – er lässt sich dann zwischen zwei Lagen von Toilettenpapier oder zwischen den Fingern zu Fäden ziehen.

Nutzwert

- Weil der Zervikalschleim am Gebärmutterhals während des Zyklus seine Konsistenz verändert, kann er zur Bestimmung der fruchtbaren und unfruchtbaren Tage genutzt werden. Nach der sogenannten Billings-Methode muss der Schleim mit den Fingern untersucht werden. Zum Eisprung hin wird der Schleim flüssig und lässt sich ziehen. Hat der Eisprung stattgefunden, wird der Schleim wieder zäh oder verschwindet ganz. Aufgrund von Schwankungen des Hormonspiegels, der die Schleimproduktion beeinflusst, kann es wiederholt zu verstärkt auftretendem, fruchtbar wirkendem Schleim kommen, ohne dass ein Eisprung folgt. Solche einzelnen Schübe können zu der falschen Annahme führen, ein Eisprung habe bereits stattgefunden. Die Methode ist deshalb auch nicht sehr zuverlässig – der Pearl-Index beträgt 15. Dies bedeutet, dass von 100 Frauen, die ein Jahr lang auf diese Weise verhüten, im statistischen Mittel 15 schwanger werden.

- Wie viele andere Körpersekrete auch, bietet der Vaginalschleim Schutz vor Infektionen durch den leicht sauren ph-Wert. Nur wenn die Vaginalflora – etwa durch Antibiotika, andere Chemikalien oder Östrogenmangel – gestört ist, steigt der pH-Wert an, und andere Keime können sich vermehren, was eine Scheidenentzündung oder andere Infektionen begünstigt.

Anekdotisches

- Die Bremerin Reyhan Şahin tritt als Rapperin unter dem Namen Lady Bitch Ray auf. Im Zentrum ihres musikalischen Schaffens steht die Vagina – als Gegenentwurf zu chauvinistischen deutschen Rappern wie Sido oder

Bushido, wie sie beteuert. Ihre Musikstücke, die Titel wie »Ich hasse Dich«, »Suck It« oder »Fick mich« tragen, veröffentlicht sie unter anderem unter ihrem eigenen Plattenlabel »Vagina Style Records«. Im April 2008 erregte Lady Bitch Ray Aufsehen, als sie bei einem Auftritt in der Sendung von Harald Schmidt und Oliver Pocher ein Döschen mit getrocknetem Vaginalsekret dabeihatte. Pocher reagierte hilf- und sprachlos, als ihm die Rapperin das Behältnis mit dem Hinweis überreichte, es handele sich um ihr »Fotzensekret« – große Kunst, die schließlich auch im Rundfunkrat des Senders WDR diskutiert wurde.

• Das Buch »Feuchtgebiete« beschäftigte im Jahr 2008 ein ganzes Land. Helen Memel, die Protagonistin des Romans von Charlotte Roche, erzählte von Hämorrhoiden, Analverkehr, Masturbation mit dem Duschkopf und davon, dass sie sich nach dem Sex nur ungern dusche. Währenddessen mäkelten die deutschen Feuilletons, Talksendungen und Kulturmagazine so aufgeregt und umfangreich an dem Buch herum, dass es zu einem Weltbestseller wurde. Eine Anekdote aus dem Buch von Charlotte Roche wurde immer wieder in Rezensionen dargestellt: Helen Memel betupft sich die Haut hinter ihren Ohren gerne mit dem eigenen Vaginalsekret. Damit will sie Männer betören, wenn sie ausgeht, und verzichtet dafür auf ein Deodorant oder Parfum.

• Das Toxische Schocksyndrom (TSS, Tamponkrankheit) ist ein schweres Kreislauf- und Organversagen, das sehr selten auftritt. Meist geht es auf das Bakterium Staphylococcus aureus zurück, seltener auf Streptokokken. Die vom Staphylococcus aureus produzierten Giftstoffe führen zu Fieber, Blutdruckabfall und Hautausschlag. Weitere Folgen sind Muskelschmerzen, Übelkeit, Durchfall, Nieren- und Leberschäden, Bewusstseinstrübung und Multiorganversagen. Etwa zwei bis elf Prozent der Erkrankungen enden tödlich. Eintrittspforte der Erreger kann jede Wunde sein. Man nimmt jedoch an, dass ein Teil der Fälle von infizierten Tampons stammt. Dies führte in den USA zu zahlreichen Prozessen. Der bekannteste war jener gegen Procter & Gamble. Das Großunternehmen hatte 1978 den extrem saugfähigen Tampon »Rely« auf den Markt gebracht, der bis zum 20-Fachen des Eigengewichts an Flüssigkeit aufnehmen konnte. Aber auch andere Tamponmarken schienen das Bakterienwachstum zu begünstigen. Substanzen, die für besonders saugfähige Tampons verwendet wurden, förderten offenbar das Bakterienwachstum. Nach Erhebungen von Frauengesundheitsinitiativen sind mehr als 900 Frauen in den USA am TSS erkrankt – 40 von ihnen starben. Durch verbesserte Produktionsbedingungen bei der Tamponherstellung sind die Fälle des von Tampons hervorgerufenen TSS stark gesunken.

Sitten und Rituale

- In einigen indischen Königreichen mussten hohe Beamte, die als Diplomaten im Ausland gearbeitet hatten, bei der Heimkehr zur Reinigung eine ritualisierte Wiedergeburt erleben. Ähnlich war es, wenn Menschen nach Hause zurückkehrten, die man fälschlicherweise für tot gehalten hatte. In beiden Fällen mussten sie durch große Nachbildungen einer Vagina kriechen oder eine Nacht in einer künstlichen Gebärmutter verbringen. Diese wurde zum Beispiel durch eine große Tonne symbolisiert, die mit einer Art Gleitmittel beschmiert war. Oft war das Fass mit Öl eingefettet oder enthielt etwas Wasser.

- Parfümierte Slipeinlagen, Intimsprays und spezielle Waschungen sollen Frauen das Gefühl vermitteln, besonders sauber zu sein. Sie führen allerdings in vielen Fällen zum Gegenteil, denn sie zerstören oder irritieren die natürliche Bakterienflora der Vagina, was Keimbefall und Entzündungen begünstigt, die dann wiederum mit Medikamenten behandelt werden müssen, die tatsächlich die Vaginalflora schädigen können.

Kunst

- Im Jahr 1975 entblößte sich die Künstlerin Carolee Schneemann auf einer Bühne. Sie fingerte sich einen langen Papierstreifen aus der Vagina und las den darauf geschriebenen Text laut vor. Es handelte sich um Strukturalismuskritik.

- Die englische Künstlerin Sarah Lucas beschäftigt sich seit Jahren mit Motiven, die Kritiker als sexuelle Klischees monieren. Bei einer Ausstellung in Hamburg präsentierte Lucas auch zwei vergängliche Werke, die täglich ausgewechselt werden mussten. Bei der Skulptur »Frau im Bad« stellten Spiegeleier die Brüste dar; bei einem weiteren Werk symbolisierte ein Dönerkebab, der in eine Tischplatte eingelassen war, eine feuchte Vagina.

Kenner und Liebhaber

- Interessanterweise hat sich noch kein Wissenschaftler gefunden, der die Geschmacksrichtungen des Vaginalsekrets nach Verzehr von Aspirin, Knoblauch oder Ananas untersucht hätte, wie beim Ejakulat des Mannes schon geschehen. Vielleicht liegt es daran, dass das Vaginalsekret mit weniger Schwung den weiblichen Körper verlässt und sich auch nicht so gut auffangen lässt wie das männliche Ejakulat.

- Der Rest ist Schweigen – zumindest heute noch. Während über die Vorlieben des Oralverkehrs beim Mann verschiedene Studien existieren, wurde die als »französisch« bezeichnete Variante bei der Frau noch nicht so intensiv erforscht wie beim Mann.

- Der britische Sexualwissenschaftler Roy Levin war einer der ersten Forscher, der sich mit Vaginalsekret beschäftigte. In den 1950er und 1960er Jahren, als er seine Forschungsarbeit begann, stieß er auf wenig Verständnis. Einige Kollegen verdächtigten den Briten, dass ihn seine

Berechnungen zur Ionen-Dichte des Vaginalsekrets insgeheim erregten.

- Beim Geschlechtsverkehr werden gelegentlich Gleitmittel eingesetzt. Ein Grund kann sein, dass die Schleimhäute in der Vagina nicht ausreichend Körpersekret bilden und das Eindringen des Penis ohne Hilfsmittel schmerzhaft wäre. Andere verwenden Gleitcremes auch bei der Selbstbefriedigung, zum Analverkehr oder weil ihnen der Einsatz dieser Schmierstoffe einfach Spaß macht. Öl oder Vaseline sollten nicht als Gleitmittel verwendet werden, wenn zugleich ein Kondom benutzt wird, diese fetthaltigen Stoffe greifen das Latex der Präservative an. Es entstehen winzige Risse, so dass die Kondome weder zuverlässig vor ungewollten Schwangerschaften noch vor sexuell übertragbaren Krankheiten schützen. Als kondomverträglich gelten hingegen Gleitcremes auf der Basis von Wasser und Silikon. Diese Mittel sollten jedoch nicht zusammen mit Dildos aus Silikon verwendet werden, da diese das Material der Selbstbefriedigungsstäbe angreifen – Sexualität bleibt selbst bei Einsatz von Hilfsmitteln kompliziert.

- Der WDR produzierte von 1974 bis 2004 in losen Abständen die Sendung Hobbythek. Darin demonstrierte Moderator Jean Pütz (»Ich hab' da mal was vorbereitet«), dessen sanftes Du-kannst-es-schaffen-Grinsen von einem fransigen Schnauzbart begrenzt wurde, Rezepte, Anleitungen und Anregungen, um Dinge auf ökologisch korrekte Weise selbst zu basteln. Eine Empfehlung aus der

Hobbythek betrifft Frauen, die nicht ausreichend Vaginal-sekret produzieren: die Gleitcreme à la Hobbythek. Nötig sind dazu 30 Gramm Glycerin, zwei Messlöffel Xanthan, zwei Gramm Fluidlecithin, 70 Gramm Hamameliswasser und »bei Bedarf 1 Frusip nach Geschmack«. Bei Frusip handelt es sich um Fruchtsirup nach einem Jean-Pütz-Rezept. Die Zutaten sind zu vermischen, das Hamamelis-wasser sowie der Frusip anschließend hinzuzufügen. Jean Pütz und sein Team berichten im Internet, dass ihre Gleit-creme in Tests das Material von Kondomen nicht ange-griffen hat. Haftung könne man aber selbstverständlich nicht übernehmen.

MILCH – für Babys gar nicht igittigitt

Auch Muttermilch ist ein Drüsensekret. Damit rückt die demütig verehrte Sekretionstätigkeit der Frau bereits nahe an den Bereich des potenziell Ekligen heran. Lange Zeit empfand der Betrachter einer Frau mit säugendem Kind zwar Scham. Das lag aber wahrscheinlich weniger an der

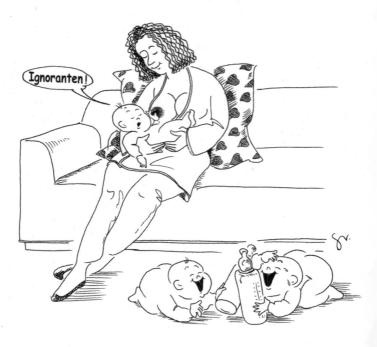

Milch, die eventuell zu sehen gewesen wäre, sondern an der entblößten weiblichen Brust. Milchflecken auf dem Oberteil, wenn überschießendes Drüsensekret nicht rechtzeitig dem Baby gereicht werden kann, lösen auch heute noch bei vielen zufälligen Betrachtern Irritationen, manchmal Ekel aus. Wie praktisch ist im Vergleich dazu das in die Flasche geschüttete Pulver, da wird mit Messbecher und Skalen hantiert, und ein intimer körperlicher Vorgang ist versachlicht und vom Ekel befreit. Allerdings verschiebt sich hier die Toleranzgrenze: Mittlerweile gilt jene Frau als lieblos, die – aus welchen Gründen auch immer – dem Kind nicht die Brust reicht. Das war vor 100 Jahren noch in vielen Ländern anders – wenn es sich eine Frau leisten konnte, griff sie auf eine Amme zurück.

Die Scheu vor dem Anblick der weiblichen Brust rührt auch daher, dass sie eine enorme Anziehungskraft auf potenzielle Sexualpartner hat. Die Brüste, vor allem die Brustwarzen, gehören zu den erogenen Zonen der Frau. Auch deshalb wurde der Anblick von stillenden Frauen in der Geschichte häufig tabuisiert. So fingen erst im Laufe der 70er Jahre des letzten Jahrhunderts in Deutschland Frauen zögernd an, in der Öffentlichkeit zu stillen. Stillende Politikerinnen der Grünen im Bundestag lösten noch in den 80er Jahren fast einen Eklat aus.

Wie unterschiedlich die Ekelschwelle gegenüber Milch auch heute noch ist, erkennt, wer im Kreis von Müttern und Vätern fragt, wer die eigene Milch beziehungsweise die Milch der Partnerin schon mal probiert habe.

Steckbrief

- Die Brust der Frau besteht aus Fettgewebe, Bindegewebe und der Brustdrüse, die in 12 bis 15 verschiedene Einzeldrüsen aufgeteilt ist. Die Brustdrüse ist ein Abkömmling der Schweißdrüsen. In Aussackungen, die auch Kammern genannt werden, sammelt sich während der Stillperiode die Milch. Die Brustdrüse sondert entlang der sogenannten Milchleisten durch die Brustwarzen ein Sekret ab, das wir gemeinhin als Milch bezeichnen. Dieser Tatsache haben wir es zu verdanken, dass der Mensch zur Gruppe der Säugetiere gezählt wird.

- In den ersten Monaten der Stillzeit ist das Neugeborene gut vor Infektionen geschützt, da die Milch viele Antikörper IgA enthält, die gegen zahlreiche Bakterien und Viren wirksam sind. Zudem sind in der Milch Abwehrfaktoren wie Lysozym und Laktoferrin enthalten, ferner weiße Blutkörperchen und Immunzellen.

- Muttermilch ist leicht verdaulich, was auf einen geringen Anteil Kasein am Milcheiweiß zurückgeht, zudem auf das fettspaltende Enzym Lipase. Außerdem fördert Milch eine bakterielle Bifidusflora, die verhindert, dass die schädlichen Bakterien Escherichia coli wachsen.

- Der Saugreflex des Kindes beim Anlegen an der Brust gleich nach der Geburt führt zur Ausschüttung von Prolaktin aus der Hirnanhangsdrüse, was die weitere Milchproduktion stimuliert. Dazu werden Milcheiweiß,

Fett und Kohlenhydrate in den Zellen der Brustdrüse hergestellt.

- Das Hormon Prolaktin wirkt wie ein natürliches Verhütungsmittel, da es die Befruchtung einer reifen Eizelle unterbindet und so verhindert, dass ein Säugling einen Konkurrenten um Nahrung im Leib der Mutter bekommt. Verlassen sollte man sich allerdings nicht darauf: In den westlichen Industrieländern sind die Menschen so gut und reichhaltig mit Nahrung versorgt, dass der Körper sich mitunter nicht an die Weisungen des Prolaktins halten mag.

- Manchmal sondern die Brüste einer Frau bereits zu Beginn der Schwangerschaft milchartige Flüssigkeit ab. Der Hormonhaushalt einer Schwangeren stellt sich rasch und drastisch um. Der Körper produziert das Hormon Prolaktin, das die Brustdrüsen für die Milchproduktion vorbereitet. Dieser Prozess ist in der Regel erst kurz vor der Geburt abgeschlossen. In manchen Fällen passiert die Umstellung jedoch so rasch, dass schon früh in der Schwangerschaft Milch aus der Brust tropfen kann.

- Am dritten bis vierten Tag nach der Geburt kommt es zum oft schmerzhaften Milcheinschuss.

- Milchstau kann durch Ausstreichen, Abpumpen oder Quark-Kühlung gemindert werden. In den ersten Wochen nach der Geburt reagiert die Gebärmutter mit Nachwehen auf das Stillen. Diese sind schmerzhaft, haben aber den Zweck, den ausgedehnten Uterus schneller zusammenzuziehen.

- Das Wort Muttermilch ist recht neu und kam erst im Zusammenhang mit Still-Kampagnen des 18. Jahrhunderts in Gebrauch, um die Mütter anzuregen, ihre Kinder selbst zu stillen, statt sie einer Amme zu übergeben. Früher wurden die Begriffe Frauenmilch oder Weibermilch verwendet.

- Muttermilch enthält im Vergleich zu Kuhmilch:
  – weniger Eiweiß (ein zu hoher Eiweißgehalt in der Säuglings- und Kleinkindnahrung kann die Nieren schädigen)
  – mehr Kohlenhydrate (Laktose)
  – Antikörper (Immunglobuline, speziell Immunglobulin A = IgA), die dem Kind zusammen mit Immunglobulinen, die vor der Geburt über den Mutterkuchen übertragen wurden (IgG), bei der spezifischen Abwehr von Krankheitserregern helfen
  – abwehrfördernde Enzyme wie Lysozym, welches von in der Muttermilch enthaltenen Makrophagen (Zellen der Immunabwehr) gebildet wird
  – fettspaltende Enzyme (Lipasen), die dem Kind bei der Fettverdauung helfen
  – mehr Kupfer, weniger Phosphor
  – mehr Vitamine A/C/E
  – weniger B-Vitamine, Vitamin K

Inhaltsstoffe der Milch / 100 ml

	Mensch	Kuh	Schaf	Ziege	Pferd
Wasser	87,2%	87,5%	82,7%	86,6%	90,1%
Kohlen-hydrate	7,0%	4,8%	6,3%	3,9%	5,9%
Fett	4,0%	3,5–4,0%	5,3%	3,7%	1,5%
Eiweiß	1,5%	3,5%	4,6%	4,2%	2,1%
Spuren-elemente	0,3%	0,7%	0,9%	0,8%	0,4%
kcal	70	64–68	86	65	43
kJ	294	268–285	361	273	180

- Die Zusammensetzung der Muttermilch ist in den ersten Tagen und Wochen anders als später, entsprechend den altersabhängigen Bedürfnissen des Säuglings. Darauf, dass die Muttermilch erst ein bis zwei Tage nach der Geburt fließt, ist der Organismus eines Neugeborenen eingerichtet. Häufiges Anlegen ist in den ersten Tagen wichtig, da es die Milchbildung anregt. Das Neugeborene trinkt in dieser Zeit die erste Milch, das Kolostrum, das noch wenig nach Milch aussieht, sondern eher einem gelblichen Schleim gleicht. Diese Milch ist besonders reich an Stoffen, die das Neugeborene vor Krankheiten schützen.

- Abgepumpte Muttermilch sollte wie jede nicht pasteurisierte Frischmilch nicht länger als 48 Stunden im Kühlschrank (bei 4 °C) gelagert werden, da die Keimbelastung bei steigender Lagerdauer zunimmt. Sie kann eingefroren werden, verliert dabei jedoch einen Großteil ihrer Antioxidantien.

- Größe und Gewicht der weiblichen Brust können stark variieren, ebenso wie die Größe der Brustwarzen. Welche Brustform als besonders attraktiv empfunden wurde, variierte im Laufe der Jahrhunderte und war immer wieder Moden unterworfen.

- Die Brustdrüse beim Mann ist nur rudimentär ausgebildet und etwa so groß wie ein Daumennagel. Unter Einfluss von Hormonen – die auch im Bier enthalten sind –, kann sich die Brustdrüse jedoch krankhaft vergrößern. Man spricht dann von einer Gynäkomastie.

- Wenn Frauen stillen, bemerken sie meist ein leichtes Milchträufeln aus der anderen Brust.

Anekdotisches

- Die Chinesen betrachten Käse als verschimmeltes Drüsensekret einer Kuh – und ekeln sich davor. Erst seit es auch im Reich der Mitte Pizza gibt, feiert der geschmacklich eher neutrale Mozzarella aus Kuhmilch Erfolge. Nach und nach wagen sich mutige Jugendliche auch an olfaktorisch reifere Käsesorten.

- Die La Leche Liga ist keine Kampfsportgruppe und auch

kein Verein, der sich dem Durchschwimmen von Milch-seen widmet, sondern eine Gruppe zur Förderung des Stillens bei Müttern. Darüber hinaus bietet die La Leche Liga Stillberatung an.

Kenner und Liebhaber

• Eine Muttermilch- oder Brustpumpe ist ein Hilfsmittel zum Abpumpen der Muttermilch. Sie wird eingesetzt, wenn normales Stillen nicht möglich ist. Regelmäßiges Abpumpen hält die Stillfähigkeit aufrecht. Ein saugglo-ckenähnlicher Kunststoffaufsatz wird dabei auf die Brust aufgesetzt, ein Unterdruckerzeuger saugt die Mutter-milch heraus. Der Unterdruck kann – je nach Modell – manuell per Handpumpe oder auch elektrisch erzeugt werden.

• Im Wortsinn wird jede Frau zur Amme, sobald sie stillt. Das Wort Amme gilt aber für Frauen, die ein fremdes Kind gegen Bezahlung an die Brust legen. Im Norwegi-schen und im Dänischen bedeutet »amme« stillen, im Schwedischen heißt »amma« oder »amning« stillen. Den von der (Lohn-)Amme gestillten Säugling nannte man früher Amming. Dieses Wort ist heute außer Gebrauch gekommen. Die leiblichen Kinder der Amme nannte man früher »Milchgeschwister« des Ammings. Das Verb ammen kann mit Kind pflegen oder pflegen überhaupt übersetzt werden. Das Wort Hebamme stammt hingegen nicht vom Wort Amme.

- Das Stillen der Kinder durch Lohnammen ist bereits im Altertum belegt. So enthielt schon das babylonische Gesetzbuch Hammurabis (ca. 1780 v. Chr.) einen Paragraphen für Ammen, im alten Ägypten hatten sie oft eine hohe Stellung in den Familien oder am Hof, und das Alte Testament berichtet über den Tod Deboras, der Amme der Rebekka, als einer wichtigen Persönlichkeit.

- In der römischen Mythologie war die Amme der als Säuglinge ausgesetzten späteren Gründer Roms, Romulus und Remus, eine Wölfin.

- Noch um 1880 fielen im Stadtbild Berlins mit ihren Pfleglingen ausgehende Ammen aus der Niederlausitz in ihrer sorbischen Tracht auf. Das Stillen durch Lohnammen ging in Europa etwa ab den 1920er Jahren stark zurück, als Ersatzmilch verfügbar wurde. In Berlin wurde das dadurch sichtbar, dass die auffällig gekleideten Spreewälderinnen und Iglauerinnen aus dem Straßenbild verschwanden. In Bern wurden die letzten beruflichen Ammen in den 1950er Jahren in den Ruhestand geschickt. Als Lohnammen verdingten sich sowohl ledige als auch verheiratete Frauen.

- Eine Anstellung als Amme war für eine alleinstehende Mutter oft der einzige Ausweg aus einer sozialen Misere, weil sie dadurch zumeist in bessere Verhältnisse kam: Die Amme hatte im Hausgesinde eine hohe Stellung und wurde sehr gut ernährt. Da man glaubte, dass schlechte Stimmungen über die Milch auf das Kind übergehen würden, erfuhr die Amme in der Regel eine bevorzugte Behandlung.

Kunst

- Der deutsch-tschechische Maler Jiri Georg Dokoupil fertigt seine Werke seit 1986 ohne Pinsel an. Stattdessen setzt der Künstler Kerzen, Autoreifen oder Sprühdosen ein, um seine Bilder zu gestalten. Für seine erotischen Arbeiten greift Dokoupil auf zwei weitere Materialien zurück: Kerzenruß und Muttermilch.

- Ein großer Moment des Privatfernsehens ergab sich im November 2000 während der Mittagssendung »Punkt 12« bei RTL. Zu Gast waren der Schlagersänger und vermeintliche König von Mallorca, Jürgen Drews, und seine Gattin Ramona, die als blond, vollbusig und Frau von Jürgen Drews bekannt ist. Um zu beweisen, dass sie auch fünf Jahre nach der Geburt ihrer Tochter noch Milch produziert, packte sie ihre linke Brust aus der Bluse und knetete ihre Brustwarze. Tatsächlich schoss daraus ein feiner Strahl Milch, wie in zahlreichen Zeitlupeneinstellungen zu sehen war. Die Medien waren begeistert, und es entspann sich die übliche Diskussion, »ob man so was zeigen darf«. Der Sender wiederholt dieses Ereignis seither gern, etwa in einer Sendung über die zehn peinlichsten TV-Ereignisse aus den Archiven des Senders.

Sitten und Rituale

- Angeblich gaben in den schottischen Highlands die Hebammen Neugeborenen einst andere Nahrung. Nach der Geburt bekam der Säugling als erste Mahlzeit einen kleinen Löffel Erde und einen noch kleineren Schluck Whisky.

- Indische Säuglinge, die das Trinken verweigerten, wurden einst auf recht unbehagliche Weise behandelt. Man legte die Kinder in schaukelnde Hängematten, die zwischen Bäumen aufgespannt waren. Wollten die Säuglinge nach drei Tagen noch immer keine Muttermilch trinken, galten sie als böse und verderbt. Berichten zufolge warf man die Kinder daraufhin in den Ganges.

Rekorde

- Erstaunlicherweise sind keine Rekord-Milchmengen verzeichnet. Auch sind keine Milch-Weitspritz-Wettbewerbe bekannt geworden. Das deutet darauf hin, dass es hier um eine potenziell humorlose Zone des menschlichen Körpers geht – stillende Frauen haben eine ernste Aufgabe zu verrichten: die Erhaltung und Ernährung des Nachwuchses.

EITER – der gute, lobenswerte Eiter

Es ist nicht übertrieben zu behaupten, dass die große Zeit des Eiters vorbei ist. Vor Entdeckung der Antibiotika entwickelte sich Eiter noch bei zahlreichen Erkrankungen, und Ärzte bekämpften das gelb-grün-weißliche Sekret, wo immer es ging. Heute kommt Eiter hauptsächlich nur noch in Form von Eiterpickeln bei von Akne geplagten Jugendlichen vor. Zwar gibt es auch bei anderen Leiden noch Eiteransammlungen, denn eine Entzündung mit bestimmten Bakterien führt nun mal zur Eiterproduktion, etwa in Form von Abszessen oder Empyemen, wie Eiteransammlungen in Körperhöhlen genannt werden. Medizinisch ist das talgig weiche Sekret aber nur noch selten eine Herausforderung. Hier gilt das alte Chirurgen-Motto: »Ubi pus, ibi evacua« – frei übersetzt: Wo sich im Körper Eiter befindet, sollte man dafür sorgen, dass er entfernt wird.

Während frühere Ärztegenerationen sich darüber stritten, was die Farbe des Eiters über das Gemüt oder den Zustand des Kranken aussagt, ist der Streit um den Eiter heutzutage eher ein jugendkulturelles Phänomen. Junge Menschen, die von der Akne nicht verschont werden, lassen sich in zwei Gruppen einteilen – jene, die Eiterpickel ausdrücken, was hässliche Narben zur Folge haben kann, und jene, die es für vertretbar halten, die Eiterpickel blühen und vergehen zu lassen, ohne ihnen mit spitzen Fingernägeln auf den Leib zu rücken.

Auch wenn Medikamente den meisten Eiterbakterien schnell den Garaus machen, sagen die Konsistenz, die Farbe und der Geruch auch heute noch viel über die Ursachen des Eiters aus. Leider beherrschen nur noch die wenigsten Ärzte diese Form der Blick- und Geruchsdiagnostik.

Steckbrief

- Eiter entsteht aus den Eiterkörperchen, so ihr alter Name. Gemeint sind neutrophile, polymorphkernige Leukozyten, wie diese Form der weißen Blutkörperchen genannt wird. Eiter selbst besteht aus eingeschmolzenem Gewebe und ein wenig Serum. In den meisten Fällen spricht Eiterbildung für eine bakterielle Infektion.

- Die Einschmelzung des Gewebes erfolgt durch Enzyme, die Eiweiß auflösen können. Diese Enzyme stammen aus den weißen Blutkörperchen (Leukozyten) oder den eiterbildenden Erregern, zumeist Bakterien.

- Eiter hat eine unterschiedliche Zähigkeit und kann von dünnflüssig bis dick verschiedene Zustandsformen annehmen.

- Auch die Farben des Eiters unterscheiden sich – je nach Erreger und Abwehrlage – von blassgelb bis grün und können im Fall einer Infektion mit dem Bakterium Pseudomonas aeruginosa sogar blaugrün ausfallen.

- Der Geruch des Eiters hängt von der beteiligten Bakterienart ab. Besonders eklig wird es bei Infektionen mit E. coli. Dann riecht der Eiter nach Fäkalien.

Nutzwert

- Der englische Landarzt Edward Jenner (1749–1823) gilt als Vater der Pockenimpfung. Am 14. Mai 1796 ritzte er dem achtjährigen James Phipps zwei kleine Wunden in den Arm und trug Eiter aus den Pockenblasen einer Magd auf die Wunde. Die Frau war an den für Menschen harmlosen Kuhpocken erkrankt. Jenner hoffte, dass der Junge durch diese Prozedur immun gegen die Pocken würde. Denn Menschen, die die Kuhpocken durchlitten hatten, erkrankten seltener an den Pocken. Als James Phipps später tatsächlich mit Pockenerregern in Kontakt kam, fühlte er sich unwohl, bekam Fieber, wurde aber nie wirklich krank.

- Zu den sogenannten Urtinkturen, die der Begründer der Homöopathie, Samuel Hahnemann, als Ausgangsstoffe für seine Kügelchen und Lösungen beschrieben hat, zählen einige Substanzen, die sich gar nicht nach sanfter Medizin anhören: Neben Quecksilber, Holzruß, tuberkulösen Rinderabszessen, Speichel von tollwütigen Hunden, Hundekot und Bettwanzen gehörte dazu auch Eiter.

Anekdotisches

- Im 19. Jahrhundert verwendete die Medizin den Begriff des guten und lobenswerten Eiters (»pus bonum et laudabile«). Damit war der Staphylokokken-Eiter gemeint, der von rahmiger Konsistenz ist und von gelblicher Farbe. Ohne diesen Eiter heilte in der Wahrnehmung der damaligen Ärzte keine Wunde. Zu erklären ist das Phänomen dadurch, dass sich Eiter nur bildet, wenn die Abwehr des Körpers einigermaßen intakt ist. Lag das Immunsystem flach, konnten sich auch keine weißen Blutkörperchen an der Eiterbildung beteiligen – und der Heilungsprozess war erschwert.

- Am Eiter glaubten Mediziner vergangener Jahrhunderte vielerlei ablesen zu können. Die genaue Beschaffenheit der gelblichen Körpersekretion auf Wunden verrate etwa, ob ein Kranker heftige Gefühlsausbrüche hinter sich habe, sich körperlich überfordere, schlecht ernähre – was auch immer das zu jener Zeit hieß – oder faulige Luft geatmet habe.

Sitten und Rituale

- In der Unterwelt der Maya hausten finstere Gestalten. Laut dem Buch Popol Vuh, der heiligen Schrift des mittelamerikanischen Indio-Volkes, nannte sich einer der dunklen Wesen des Totenreiches »Hervorbringer des Eiters«.

- Käsekrainer sind ein Werk der österreichischen Alltags-
küche. Angeblich wurde diese Wurstsorte Anfang der
1980er Jahre in Graz erstmals angeboten. Die rötlichen
Würste bestehen aus grobem Brät, das aus Schweine-
fleisch sowie einem kleineren Anteil Rindfleisch und
Speck gefertigt wird. Zusätzlich enthalten Käsekrainer
einen Anteil von zehn bis 20 Prozent Käse, meistens grob
gewürfelter Emmentaler. Die Würste können gekocht,
gebraten oder gegrillt werden. Alle Zubereitungsarten
lassen den Käse schmelzen. Da dieser aus der Wurst her-
ausfließt oder spritzt, wenn diese angeschnitten wird,
und die zähe Masse von gelblicher Färbung ist, werden
Käsekrainer in Österreich und Süddeutschland auch
»Eitrige« genannt.

Kunst

- Die Punkband Die Ärzte veröffentlichte das Album »Die
Ärzte früher! – Der Ausverkauf geht weiter!« Darauf befindet sich auch der Song »Ekelpack«, der einen recht
simplen Text hat. Im Wesentlichen werden die folgenden
Zeilen mit anschließendem Grunzen und Grölen
wiederholt: »Eiter, ich sage Eiter, ich sage Eiter, ich
sage Eiter, ich sage Eiter Eiter Ekelpack! Hey – Eiter,
ich sage Eiter, ich sage Eiter, ich sage Eiter Eiter Ekelpack!«

Kenner und Liebhaber

- Der italienische Mediziner Eusebio Valli war wagemutig und experimentierfreudig – gerade mit sich selbst. 1803 ließ er sich in einem Krankenhaus im heutigen Istanbul mit einer Eitermischung impfen – die Krankheitserreger von Pest und Pocken waren als Hauptbestandteile in dem Cocktail enthalten. Valli wollte mit diesem Versuch beweisen, dass man sich auf diese Art gegen die Pest impfen konnte. Er hatte Glück und bekam nur leichte Symptome. Vom Erfolg angestachelt wiederholte er den Selbstversuch in den nächsten Monaten mehrfach. Die Experimentierlust mit dem eigenen Körper schien bei Dottore Valli nicht nachzulassen, im Gegenteil. Im Jahr 1816 wollte er die Ansteckungswege des Gelbfiebers untersuchen. Dazu rieb er sich im kubanischen Havanna mit dem Hemd und den eitrigen Sekreten eines an Gelbfieber Gestorbenen ein und machte es sich neben der Leiche bequem. Diesmal überlebte Valli das Experiment nicht. Er starb wenige Tage später an den Komplikationen des Gelbfiebers.

- Der französische Militärmediziner Jean-Louis-Geneviève Guyon trank im Jahr 1822 Eitersekrete und das erbrochene Blut eines Gelbfieberkranken. Wie es ihm die ersten Stunden nach dieser Prozedur ging, ist nicht überliefert. Für die Wissenschaft bedeutender war der Ausgang dieses Selbstversuchs: Mit Gelbfieber infizierte sich Guyon jedenfalls nicht. 1831 war Guyon bereit für den nächsten Selbstversuch. Wieder ging es um eine tödliche und weitverbreitete Infektionskrankheit. Er impfte sich mit den Erregern der Cholera und erkrankte auch diesmal nicht. Woran er letztlich gestorben ist, wurde nicht genau überliefert.

- Der schottische Mediziner John Hunter studierte im 18. Jahrhundert die Gonorrhoe. Sein Forschergeist ging so weit, dass er die Auswirkungen des auch Tripper genannten Leidens am eigenen Leib erfahren wollte. Dazu nahm er den Eiter eines Gonorrhoe-Kranken, ritzte sich an zwei Stellen Wunden in den Penis und strich das infektiöse Sekret darauf. Hunter erkrankte wie geplant an der Gonorrhoe. Dummerweise litt sein Eiter-Spender außerdem auch an der Syphilis.

TRÄNENFLÜSSIGKEIT –
die Nähe von Schmerz und Glück

Tränen lügen nicht – das ist nicht nur ein schmalziger Schlager, sondern auch eine glatte Lüge. Schon im Alter von sechs Monaten können Babys so tun, als ob sie weinen, um von ihren Eltern Aufmerksamkeit zu bekommen. Auch dass Frauen häufiger und intensiver weinen, liegt nicht daran, dass sie leichter zu verletzen oder emotionaler wären – von wegen, das ist alles weibliche Berechnung. Denn Frauen können eher damit rechnen, dass sie von Männern getröstet werden, während das männliche Leid von Frauen dem Volksmund zufolge häufig ignoriert wird: »Ein echter Mann kennt keinen Schmerz.«

Auch die Tränensäcke sind eine einzige Mogelpackung. Sie entstehen aufgrund einer Bindegewebsschwäche, nicht mal Tränen sind darin enthalten, nur ausgeleierte Fettdepots. Nero, der alte Heuchler, entlockte sich angeblich ein paar Tränen, als er Rom brennen sah, dabei hat er die Stadt der Legende nach selbst anstecken lassen.

Es gibt also viele Gründe, Tränen zu misstrauen. Nicht mal die Tränen selbst sind aus dem, was man für Tränen hält. Nur etwa ein Drittel der Flüssigkeit besteht aus den Hervorbringungen der Tränendrüse, der Rest sind Schleim, Fett und Wasser, das sich aus anderen Quellen speist.

Wenn Tränen fließen, gibt es in manchen Fällen allerdings keinen Zweifel, dass sie echt sind – wenn sie von kalten Winden, Zwiebeln, scharfen Speisen oder allergieauslösenden Substanzen aus der Reserve gelockt werden.

Steckbrief

- Beim Weinen wird auch in der Nase jede Menge Schnodder in Bewegung gesetzt. Wer nah am Wasser gebaut hat, muss häufig die Nase hochziehen. Das liegt daran, dass die Tränenflüssigkeit aus den Augen über einen seitlichen Kanal in die Nase abfließt. Weil sich meistens wenig Flüssigkeit in unseren Augen befindet, merken wir das nicht. Bei einem Gefühlsausbruch, der von heftigem Weinen begleitet wird, ist das anders. Dann steigt die Tränenmenge so stark an, dass die Nasenhöhle ganz voll davon ist. Das erklärt, warum sich Menschen die Nase putzen müssen, wenn sie weinen.

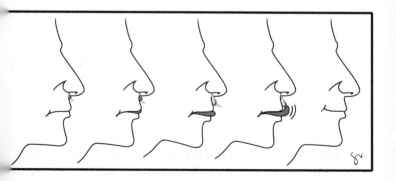

- Tränen scheinen am inneren Winkel des Auges zu entstehen, da sie zumeist auch an der Seite, die der Nase zugewandt ist, hinunterfließen. Das Gegenteil ist jedoch der Fall. Die Tränendrüse befindet sich am äußeren Winkel des Oberlids und verteilt ihre Flüssigkeit über die gesamte Breite des Auges, bis die Tränen an der Innenseite abfließen. Entwicklungsgeschichtlich kann man eine »Wanderung« der Tränendrüse feststellen. Beim Frosch sitzt die Tränendrüse noch an der Innenseite des Unterlids, die Tränendrüsen des etwas höherentwickelten Salamanders befinden sich bereits an der Außenseite des Unterlids. Bei Säugetieren hingegen ist die Tränendrüse an der Außenseite des Oberlids zu finden.

- Der Tränenfilm besteht aus drei Schichten. Die Muzinschicht liegt direkt auf der wasserabstoßenden Oberfläche des Augapfels. Dieser Schleim gleicht Unebenheiten auf der Hornhaut aus und bereitet so den übrigen Komponenten der Tränenflüssigkeit erst den Boden, auf dem sie sich im Auge verteilen können. Die mittlere, wässerige Schicht wird von den Tränendrüsen gebildet und enthält Enzyme, Antikörper und Nährstoffe. Sie ist vor allem für die Versorgung der Hornhaut zuständig und dafür, das äußere Auge stets feucht zu halten. Die äußere Lipidschicht verhindert, dass die Tränenflüssigkeit zu schnell verdunstet und nicht einfach über die Lidkante abläuft. Sie besteht aus Fettmolekülen, die von den Meibomschen Drüsen gebildet werden. Diese sitzen in den Augenlidern und münden hinter den Wimpern an die Innenkante des Lidrands, von wo aus sie sich mit jedem Lidschlag verteilen. Entzündet sich eine Meibomsche Drüse, entsteht ein »Gerstenkorn«, das früher operativ entfernt werden musste, heute aber mit antibiotischen Salben meist gut zu behandeln ist.

• Die innere Lidkante muss dem Augapfel dicht anliegen, denn dort befinden sich die Tränenpunkte, die die Tränenflüssigkeit aufnehmen. Ist dies nicht der Fall oder sind die Tränenpunkte verstopft, laufen die Tränen über.

Rekorde

• Im Laufe seines Lebens kann ein Mensch etwa 70 Liter Tränenflüssigkeit weinen. Umgerechnet in einzelne Tränen zu je 15 Milligramm Gewicht entspricht dies 4,2 Millionen Tränen.

• Der Mensch bewegt permanent seine Augenlider. Im Durchschnitt blinzelt er 20-mal je Minute. Allerdings variiert die Frequenz, je nachdem, was ein Mensch gerade macht. Spricht er mit jemandem, gehen seine Augenlider bis zu 30-mal pro Minute auf und zu. Beim Lesen reduziert sich die Häufigkeit, dann bewegen sich die Lider nur viermal alle 60 Sekunden. Das ist vermutlich auch ein Grund dafür, warum sich künstliche Tränen aus der Apotheke bei Computerarbeitern großer Beliebtheit erfreuen.

Nutzwert

- Wenn wir morgens aufwachen, stecken oft kleine Krümel in den Augenwinkeln. Diese Reste der Nacht tragen zwar so drollige Namen wie Schläfchen, Sandkörnchen oder Schlaf im Auge, sind aber nichts anderes als eingetrocknete Tränenflüssigkeit. Jeder Lidschlag verteilt die Tränenflüssigkeit tagsüber auf dem Auge. Da wir aber nachts kaum zwinkern, und die Produktion von Flüssigkeit am Auge reduziert ist, sammeln sich oft Reste des Sekrets der Meibomschen Drüsen in den Augenwinkeln an, wo sie eintrocknen und uns morgens als kleine gelbe Krümelchen auffallen, so dass wir uns den Schlaf buchstäblich aus den Augen reiben können.

- Es sind schwefelhaltige Substanzen, die beim Zwiebelschneiden dafür sorgen, dass uns die Tränenflüssigkeit in die Augen schießt. Sie sind in ätherischen Ölen enthalten, die aus der angeschnitten Zwiebel in die Luft und somit ins Auge steigen. Die Augen werden gereizt, und der Körper wirft sein Schutzprogramm an: Die Tränenflüssigkeit soll die unerwünschten Stoffe so schnell wie möglich aus den Augen schwemmen.

- Frauen weinen in fast allen Kulturen der Welt mehr und häufiger, als es Männer tun. Laut Psychologen liegt das daran, dass weinende Frauen auf positivere Reaktionen hoffen können als Männer. Das würde heißen, dass Männer mitfühlender sind als Frauen und dies vom vermeintlich schwachen Geschlecht ausgenutzt wird.

- Schon Säuglinge verstehen es, die Macht ihrer Tränen einzusetzen. Laut einer Studie an der britischen Universität Portsmouth manipulieren Kinder bereits im Alter von sechs Monaten ihre Eltern, indem sie taktisch weinen. Die Psychologen untersuchten für ihre Studie 50 Kinder und deren Eltern mit ausgeklügelten Tests, um künstlichem Verhalten auf die Spur zu kommen. Dabei zeigte sich, dass die früheste Form des taktischen Bluffs aufgesetztes Weinen ist, mit dem sich Kinder von einem Alter von sechs Monaten an die Aufmerksamkeit ihrer Eltern sichern.

Anekdotisches

- Entgegen einer populären Vorstellung haben Tränensäcke kaum etwas mit akuter Müdigkeit oder chronischen Schlafdefiziten zu tun. Die Polster unter den Augen sind vielmehr eine genetisch bedingte Alterserscheinung. Dabei lagert sich Fett aus dem Bereich der Augenhöhle unter der Haut ab und erzeugt die Wülste, die den Betreffenden so müde aussehen lassen. Bei entsprechender erblicher Veranlagung können auch zehn Stunden Schlaf täglich die Entstehung von Tränensäcken nicht verhindern. Mit den Tränendrüsen oder -gängen haben sie jedoch nichts zu tun. Tränen sind in ihnen auch nicht enthalten.

Sitten und Rituale

- In vielen Ländern Europas galt es früher als gutes Zeichen, wenn ein Kind bei der Taufe ordentlich schrie und weinte. Man nahm an, dass dabei das Böse aus dem Kleinen entweiche. Weinten die Kinder während der Zeremonie nicht, wurden sie mitunter so lange gezwickt, bis die Tränen endlich liefen.

- Nero soll sich zu besonderen Anlässen einen Tränenbecher reichen lassen haben. Der Überlieferung nach – und in dem Film mit Peter Ustinov – kommentierte er auch den Brand Roms, den er selbst gelegt haben lassen soll, mit dem Ruf nach seinem Tränenbecher.

Kenner und Liebhaber

- Berichte über Marienstatuen, die angeblich blutige Tränen geweint haben sollen, gibt es immer wieder. Hier ein unvollständiger Überblick über einige solcher Phänomene, der zeigt, dass ähnliche »übernatürliche« Erklärungsmuster bemüht werden, wenn die Marienfiguren weinen:
  August 2007: Eine 30 Zentimeter hohe Keramikstatue der Jungfrau Maria in Austin, Texas, weinte angeblich blutige Tränen. Die Statue gehört Candy und Victor Gonzalez. Das Phänomen begann lokalen Medien zufolge im August 2000, als Candy das Zimmer ihrer Tochter umräumte. Als sie die Statue aufhob, bemerkte sie etwas Ro-

tes in einem Auge der Statue, wischte es aber weg. Als sie die Statue wieder anschaute, sah sie »etwas wie Blut« aus dem Auge kommen. Nach Aussage von Gonzalez kämen die Tränen seitdem unregelmäßig, ohne dass jemand wisse, wann die Statue weinen werde. Als sich die Nachricht verbreitete, kamen so viele Besucher zur Wohnung, dass sich das Paar entschied, die Statue in die örtliche katholische Kirche zu bringen. Robert Becker, Pastor der Kirche, sagte der Zeitung *Austin American-Statesman* zufolge: »Was ich sah, war rote Flüssigkeit, und ja, sie sah wie Blut aus. Sie lief aus den Augen und das Gesicht hinunter.«

Mai 2006: Nach Angaben der Besitzerin weinte eine Muttergottesstatue in einem Traunsteiner Haushalt blutige Tränen. Die 40 Zentimeter hohe Madonnenstatue befindet sich im Besitz der 70-jährigen Renate D., die angibt, die Statue stehe seit 15 Jahren in ihrem Schlafzimmer. Ihren Angaben zufolge weinte die Madonna seit Karfreitag des Jahres Blut. Der Pfarrer besuchte die Frau und sah eine Statue, »die im Gesicht, an den Händen, Füßen und ihrem weißen Kleid mit einer roten Flüssigkeit befleckt war«. Er meinte, Maria weine blutige Tränen, weil die Welt so schlecht sei. Das sollten die Menschen sehen, und das sei die Botschaft der Statue. Die Menschen in Traunstein reagierten lokalen Medien zufolge zurückhaltend auf die Geschichte.

April 2006: Die Statue der Jungfrau Maria im maltesischen Birzebbugia weinte angeblich blutige Tränen. In einer Aussage bestätigte die maltesische Kirche, dass Untersuchungen ergeben hätten, dass die Tränen der Kunstharzstatue in Birzebbugia menschliches Blut seien.

Mai 2003: Zwei Ikonen, die dem italienischen Pater Pietro Maria Chiriatti gehören, sollen Blutstränen vergossen haben. Pater Pietro sammelte das Blut auf einem Taschentuch und sandte es an ein Labor. Ungefähr nach einem Jahr wiederholte sich das Phänomen auf einer anderen Ikone von Pater Pietro; dieses Mal war es angeblich Blutschweiß. Auch dieses Mal nahm der Pater das Blut auf und sandte es zum selben Labor. Nach Ende der Analysen hätten die Forscher des Labors Pater Pietro angeblich ein Dokument geschickt, indem sie festhielten, dass das untersuchte Blut menschliches Blut der Gruppe AB, männlich, und in beiden Mustern identisch sei – das heißt dasjenige der Blutstränen des Bildes der Jungfrau und das Blut auf dem Antlitz des Bildes Jesu. Die Ironie einer Jungfrau, die männliche Tränen weint, scheint dem Priester jedoch entgangen zu sein.

Am 18. Februar 2003 scharten sich Tausende Menschen in Chittagong in Bangladesch vor der römisch-katholischen Kirche zusammen, als berichtet wurde, die Marmorstatue der Jungfrau Maria hätte Tränen vergossen. Viele Einheimische behaupteten lokalen Medien zufolge, die Ursache der weinenden Jungfrau Maria seien neue Ausbrüche der Gewalt in Bangladesch. Wissenschaftler haben bereits eine mögliche Erklärung für die »Tränen« gefunden: Die Marmorstatue steht in einem Glasbehälter, in dem es zur Kondensation von Feuchtigkeit kommt, die sich auf dem Gesicht der Jungfrau Maria niederschlage.

TALG – Pflege für geschmeidige Haut wie für leidige Pickel

Talg hat kein gutes Image. Schon der Name klingt zäh und ranzig. Dabei ist Talg die natürliche Hautpflegeserie des Menschen. Erst wenn zu viele Waschmittel, zu viel Wasser oder andere Substanzen die Haut irritieren, kann die Talgproduktion aus dem Gleichgewicht geraten. Oder in der Pubertät, aber das ist – zumindest bei den meisten Menschen – vorübergehend und eher fehlgeleiteten Hormonen zuzuschreiben als mangelnder oder übermäßiger Pflege.

Welche Folgen übermäßige Pflege haben kann, lässt sich an der »Stewardessen-Krankheit« ablesen, die Ärzte als Periorale Dermatitis bezeichnen. Sie entsteht besonders bei Frauen, die mehrmals täglich duschen und die Haut anschließend mit viel zu fetthaltigen Kosmetika abdecken. Um den Mund und an den Augenwinkeln bilden sich dann rötliche Knötchen. Nur an den Lippen bleibt ein schmaler Saum frei. Das ganze Gesicht wirkt geschwollen, die Haut brennt und spannt. Obwohl – nein weil – sie morgens und abends Gesicht, Hals und Dekolleté mit einer teuren Pflegeserie eincremen und Körperlotion benutzen, werden die Pickel mehr.

Die Menschen machen zu viel mit ihrer Haut. Weniger ist mehr, denn die besten Kosmetika produziert die Haut selbst – das weiß jeder Dermatologe. Laien ist diese Erkenntnis jedoch abhandengekommen. Hautärzte empfehlen vielen Patienten daher, Kosmetik und Pflege stark einzuschränken und die Haut weniger zu malträtieren. Denn besonders diejenigen leiden, die sich intensiv um ihr Äußeres bemühen.

Steckbrief

- Akne entsteht, wenn sich die Talgdrüsenfollikel entzünden.

- An den Körperregionen, an denen Menschen mehr schwitzen – etwa an den Händen, unter den Achseln oder im Genitalbereich –, befinden sich nicht mehr Talgdrüsen als anderswo. Fast überall am Körper sind es etwa 900 Talgdrüsen pro Quadratzentimeter. An den sogenannten seborrhoischen Arealen wie Gesicht, Kopfhaut und Brust, wo die Haut mehr Talg absondert, bestehen die Drüsen jedoch aus mehr Lappen und sind größer als sonst.

- In der Tierwelt hat der Talg die Funktion, das Fell geschmeidig zu halten und es abweisend gegen Wasser und Keime zu machen.

- Als Smegma wird eine weiße bis hellgelbe, oft scharf riechende Substanz bezeichnet, die sich bei Männern unter der Vorhaut, bei Frauen in den Hautfalten zwischen den äußeren und den inneren Schamlippen bilden kann. Die Substanz besteht aus abgestorbenen Hautschuppen, Talg sowie Urin- oder Spermarückständen. Bakterien, die das Smegma besiedeln und zersetzen, rufen die strengen Gerüche hervor. Meist gilt Smegma als Zeichen mangelnder Intimhygiene.

Rekorde

- Die Haut von Männern produziert im Schnitt etwa doppelt so viel Talg wie die von Frauen.

Nutzwert

- Talg sorgt für die Pflege des Haares, das stets dort wächst, wo sich auch eine Talgdrüse befindet, und hält die obere Schicht der Haut geschmeidig. Talg ist also eine Art natürliche Kosmetik des Körpers.

Anekdotisches

- Römern, Germanen und anderen antiken Völkern diente Rindertalg nicht nur als Brennstoff für Lampen, sondern auch als Bestandteil von Klebstoffen. Kerzen aus Talg waren für arme Bevölkerungsschichten bis weit in die Neuzeit ein wichtiges Mittel, um die Behausung zu beleuchten. Hergestellt wurden sie meist aus dem harten

Fett von Hammeln oder Rindern, das wie Speck ausgelassen wurde.

- Bei einer Reise in die Tropen können die Haare rasch fettig werden. Wegen der hohen Luftfeuchtigkeit schwitzt man sehr viel, absorbiert viel Talg und bekommt so automatisch eine südländisch anmutende Ölfrisur.

Sitten und Rituale

- Der Pharao Tutanchamun herrschte etwa zehn Jahre über das antike ägyptische Reich. Der junge Fürst starb offenbar noch im Teenageralter. Dies legt auch eine Grabbeigabe nahe, die unter den vielen prachtvollen Schätzen rund um den Sarkophag Tutanchamuns zunächst nicht auffiel: eine Phiole mit einer Paste, die gegen Akne angewendet worden sein soll – sozusagen das Ur-Clerasil.

Kunst

- Die Fettecke war eines der bekanntesten Werke des deutschen Künstler Joseph Beuys. Sie bestand aus fünf Kilogramm Butter und wurde am 28. April 1982 anlässlich des Empfangs von Lama Sogyal Rinpoché, dem Bevollmächtigten des Dalai Lama in Europa, in einer Ecke seines Ateliers in der Düsseldorfer Kunstakademie angebracht. Berühmtheit erlangte die Arbeit, als 1986 eine

Reinigungskraft der Kunstakademie die fünf Kilo Fett nicht als Kunst erkannte und die Fettecke entfernte. Deutschland stritt daraufhin, was als Kunst zu gelten hat und was nicht.

Kenner und Liebhaber

- Der amerikanische Dermatologe John Addison Fordyce (1858–1931) ist der Namensgeber der Fordyce-Drüsen. Das sind Talgdrüsen, die an ungewöhnlichen Stellen des Körpers sitzen. Sie erreichen eine Größe von einem bis fünf Millimetern und sind deshalb gut sichtbar. Sie werden auch als freie Talgdrüsen bezeichnet, weil sie in keinerlei Verbindung zu einem Haar stehen, wie das sonst für Talgdrüsen üblich ist. Sie befinden sich meist in der Verlängerung des Mundspaltes in der Mundschleimhaut, im Bereich der Lippen, des Hodensacks, der Vulva oder des Penis. Nur wenige Menschen wissen, was es mit den weiß gelblichen Punkten auf sich hat. Deshalb haben viele Menschen Angst, es könnte sich um das Zeichen einer Erkrankung handeln, wenn sie diese Drüsen zufällig entdecken –, besonders, wenn sich die Fordyce-Drüsen im Genitalbereich befinden.

SCHUPPEN und andere Hautreste – die Spuren der Erneuerung

Die Haut erneuert sich täglich – das Werden und Vergehen findet seinen sichtbarsten Ausdruck in der Schuppenbildung. Obwohl es sich dabei um abgestorbene Hautzellen handelt, rufen Schuppen bei vielen Menschen Ekel hervor. Von treusorgenden Partnerinnen werden sie vom dunklen Anzugkragen gewischt; wer zu viele auf Hemd oder Pullover zeigt, wird gemieden.

Dabei sind Schuppen erst dann ein Zeichen von Krankheit, wenn sie im Übermaß auftreten, die Haut sich zu schnell erneuert und dabei rissig, blutig oder eitrig wird. Womöglich ist es die äußerliche Nähe zu Ekzemen, Schuppenflechte oder anderen schuppenden Hauterkrankungen, die bei vielen Menschen Ekel auslöst, wenn sie Schuppen sehen.

Wie normal Schuppen sind und dass sie nicht nur am behaarten Kopf vorkommen, kann jeder bei sich selbst sehen. Wer an einer beliebigen gesunden Hautstelle, etwa am Unterarm, reibt und sie gegen das Licht hält, sieht feine Teile rieseln. Das sind die Schuppen, die sich noch nicht gelöst hätten und nun durch den mechanischen Druck abgeschuppt zu Boden gehen.

Steckbrief

- Die einzelne Schuppe besteht aus einem mit bloßem Auge sichtbaren Korneozytenplättchen, das ist eine Hautzelle, die sich verhornt hat. Im Zuge der Schuppung löst sie sich von dem Stratum corneum, der obersten Schicht der menschlichen Haut, ab.

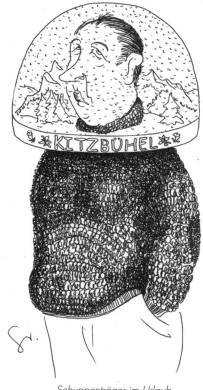

Schuppenträger im Urlaub

- Es gehört zum physiologischen Erneuerungsprozess der Haut, dass Korneozyten – einzeln oder in kleineren Haufen – für das menschliche Auge unsichtbar abgestoßen werden. Dieser Vorgang wird als Desquamatio insensibilis bezeichnet.

- Erst wenn mehr als 500 sich ablösende Hautzellen zusammenhängen, sind sie für das menschliche Auge als Schuppe sichtbar. Bei Hauterkrankungen wie Schuppenflechte, Ichthyose oder der seborrhoischen Dermatitis sind die Zusammenballungen der Hautzellen teilweise noch größer, da dort der Hautstoffwechsel oft krankhaft beschleunigt ist.

- Trockene Hautschuppen entstehen zumeist infolge starker Austrocknung der Haut. Dies kann durch zu heißes Waschen, Föhnen oder Chemikalieneinwirkung bedingt sein.

Rekorde

- Von der Haut eines Erwachsenen lösen sich in jeder Minute 50 000 tote Zellen.

- Auf der Haut eines einzigen Menschen leben mehr Bakterien, Mikroben, Viren, Pilze und andere Mikroorganismen, als Menschen auf der Welt leben. Die Weltbevölkerung liegt derzeit bei knapp sieben Milliarden Menschen. Die Zahl die Mikroorganismen im Körper liegt sogar über der Anzahl der Zellen, aus denen ein Mensch aufgebaut ist. Allein im Mund eines Mannes oder einer Frau tummeln sich mehr Mikroben als Menschen in Nordamerika leben.

Nutzwert

- Schuppen sind etwas völlig Normales. Die Haut erneuert sich. Auf dem Kopf macht sie das genauso effektiv wie an vielen anderen Körperstellen auch: Die Kopfhaut erneuert sich alle drei Tage. Der einzige Unterschied ist, dass die toten Hautpartikel erst einmal in den Haaren hängen bleiben. Die Körperfette in den Haaren verkleben die Schuppen zu kleinen Klumpen. Dann mischt sich das Ganze mit Staub und anderen Schmutzpartikeln. So werden aus einst harmlosen Hautzellen gut sichtbare und manchmal gelbliche oder graue Partikel: Schuppen. Diese rieseln dann auf Schultern und Rücken, und wenn ein von Schuppen geplagter Mensch gerne schwarze Kleidung trägt, sind ihm die gut sichtbaren Schuppen wahrscheinlich ziemlich peinlich.

Anekdotisches

- Tote Hautzellen sind ein wichtiger Bestandteil von Staub. Weltweit fliegen Millionen Tonnen tote Hautzellen durch die Atmosphäre.

- Jeden Menschen umgibt seine ganz persönliche Staub-wolke. Diese besteht aus Millionen Hautschuppen so-wie Stoffen, die man sich in der Umgebung einfängt: Ruß, Pollen, Tabakrauchpartikel, Waschpulver oder Mehl.

- Etwa Dreiviertel des Hausstaubs besteht aus toten Haut-zellen. Das freut Hausstaubmilben, die sich davon ernäh-ren. Die beiden Arten, die am weitesten verbreitet sind, heißen Dermatophagoides pteronyssinus und Dermato-phagoides farinae. In diesen Namen ist bereits ein Hin-weis auf ihre kulinarischen Vorlieben enthalten: Der-matophagoides stammt aus dem Griechischen und bedeutet Hautfresser. Die etwa 0,1 bis 0,5 Millimeter großen Krabbler zählen zu den Spinnentieren. Die meis-ten Hausstaubmilben wohnen und essen in Kopfkissen, da sich dort auch die meisten Hautreste ansammeln. Der Nachschub versiegt so gut wie nie: Ein Mensch verliert pro Tag 1,5 bis drei Gramm Hautzellen. Sofort zuschla-gen können Hausstaubmilben aber nicht. Die Tiere sind darauf angewiesen, dass ein Schimmelpilz die Hautzellen quasi vorverdaut. Da die Hausstaubmilben diesen Pilz namens Aspergillus repens ständig auf dem Leib tragen, herrscht auch an diesem ekligen Gesellen kein Mangel: Dort wo Milben mit ihren acht Beinen wuseln, ist auch Aspergillus repens stets zu Hause und umgekehrt. Für manche Menschen kann die fruchtbare Symbiose aus Tieren und Pilzen ein Problem sein, denn sie reagieren allergisch auf den Kot von Hausstaubmilben. Und in einem Teelöffel voll Staub aus dem Schlafzimmer stecken im Schnitt 1000 Hausstaubmilben sowie etwa 250 000 winzige Kügelchen Milbenkot.

Sitten und Rituale

- Menschen, die sich aus Sorge vor sichtbaren Schuppen die Schultern mit der Hand abwischen, haben sich diese Zwangshandlung angewöhnt oder pflegen sie als Ritual der Selbstvergewisserung.

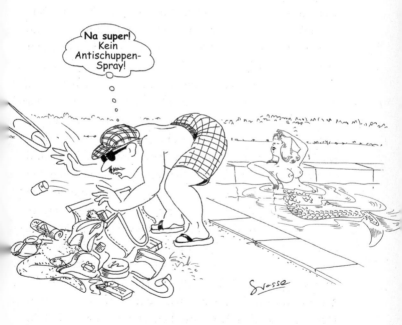

Werner Bartens

SPRECHSTUNDE

Woran die Medizin krankt •
Was Patienten wollen •
Wie man einen guten Arzt erkennt

Unfähige Ärzte, Patienten, die nur als Krankenscheinlieferanten und zahlende Kraft wichtig sind – im Ärztehasserbuch hat Bestsellerautor Werner Bartens aufgedeckt, dass das ganze medizinische System geradezu auf die Missachtung der Patienten abgestellt ist.

Kein Wunder, dass die Arzt-Patienten-Beziehung vielfach gestört ist. Werner Bartens geht dem schwierigen Verhältnis zwischen Ärzten und Patienten auf den Grund und durchleuchtet kritisch, was Ärzte tun und warum sie es tun. Er beschreibt, was Kranke sich von ihren Ärzten wünschen, und damit Patienten sich nicht mehr auf Gedeih und Verderb ausgeliefert fühlen müssen, gibt er Überlebenshilfen, wie man Krankenhaus und Sprechstunde gesund an Leib und Seele verlässt.

Knaur Taschenbuch Verlag

Die ganze Wahrheit über das Risiko,
zum Arzt zu gehen

Werner Bartens

DAS ÄRZTEHASSERBUCH

Ein Betroffener packt aus

Die Ärzte: arrogant, unnahbar, dilettantisch. Die Patienten: wehrlos. Ob sie an einen Quacksalber oder eine Koryphäe geraten sind, wissen Patienten erst, wenn es zu spät ist. Auf Gedeih und Verderb sind sie den Ärzten ausgeliefert.
Der Arzt und Medizinjournalist Werner Bartens weiß aus eigener Erfahrung, wie es in den Praxen und Krankenhäusern zugeht: Zu viele Technokraten und Versager verbergen sich unter dem weißen Kittel. Schonungslos berichtet er von Größenwahn, Pfusch und Ignoranz. Seine Diagnose: Wir sollten aufhören, nur über die Kosten des Gesundheitswesens zu reden, und uns endlich wieder auf das Wesentliche konzentrieren – auf die Bedürfnisse der Menschen, die Hilfe beim Arzt suchen.

»Ein spannendes Buch, das sich wie ein Krimi liest.«
Deutschlandradio Kultur
»Es ist erhellend, mit Bartens hinter die Klinikkulissen zu blicken.« *Die Zeit*

Knaur Taschenbuch Verlag

Annette Sabersky / Jörg Zittlau

VERSTECKTE DICKMACHER

*Wie die Nahrungsmittelindustrie uns
süchtig macht*

Wussten Sie, dass man auch ohne Kalorien dick werden kann? Die Welle von Light-Produkten mit ihren fettreduzierten und zuckerfreien Lebensmitteln brachte keinerlei Bewegung in die Dicken-Szene, im Gegenteil: Sie hat die Situation nur verschlimmert. Mit kalorienfreien Süß- und Fettersatzstoffen nehmen die Menschen weiter zu, weil der Körper sich nicht überlisten lässt.

In *Versteckte Dickmacher* zeigen Jörg Zittlau und Annette Sabersky, wer die wahren Fettmacher sind: die Lebensmittelanbieter, die uns mit allen Tricks nach kalorienreichen Nahrungsmitteln greifen lassen, die wir sonst links liegenlassen würden.

Knaur Taschenbuch Verlag

Sebastian Herrmann

WIR IKEANER

*Unsere verhängnisvolle Affäre mit einem
kleinen schwedischen Möbelhaus*

IKEA stellt Partnerschaften auf die Probe: Männer werden
in hysterische Aufregung versetzt, wenn ihre Gefährtin bei
IKEA shoppen gehen will. Frauen geraten an den Rand des
Wahnsinns, wenn ihr Partner sich beim Versuch, das Keller-
regal »Gorm« zusammenzuschrauben, offene Blasen an den
Händen holt, Hilfe aber ablehnt, weil er sich weigert, sein
Selbstbild als begnadeter Heimwerker zu korrigieren.
Jetzt gibt es Aufbauhilfe für IKEA-Geplagte: Humorvoll
und informativ zugleich erzählt Sebastian Herrmann von
dem geradezu unheimlichen Einfluss, den IKEA auf uns
alle ausübt. Das fängt mit der Fahrt zum Möbelhaus an
(oder vielmehr mit dem Stau, in dem man unweigerlich
landet) und hört bei der Duzerei, mit der IKEA seine Kunden traktiert, noch lange nicht auf …

Knaur Taschenbuch Verlag